VALIDEZ VOTRE UE 2.11

Pharmacologie et thérapeutiques en 200 questions corrigées Pour les 3 années du D.E.I

Chez le même éditeur

Calculs de doses en 450 exercices corrigés, 3ème édition, par Jérôme Chevillotte, Catherine Muller, à paraître 2018.

Validez votre semestre 1 en IFSI en 900 questions corrigées, 2nde édition, coordonné par J. Chevillotte, à paraître en 2018.

Validez votre semestre 2 en IFSI en 800 questions, 2nde édition, coordonné par J. Chevillotte, à paraître en 2018.

Validez vos semestres 3 et 4 en IFSI en 500 questions corrigées, coordonné par J. Chevillotte, 200 pages, 2014.

Validez votre semestre 5 en IFSI en 400 questions corrigées, coordonné par J. Chevillotte, 146 pages, 2014.

Validez votre Diplôme d'État infirmier en 2100 questions corrigées, par J. Chevillotte, C. Muller, 680 pages, 2016.

VALIDEZ VOTRE UE 2.11

Pharmacologie et thérapeutiques en 200 questions corrigées Pour les 3 années du D.E.I

Catherine Muller et Jérôme Chevillotte

Jérôme Chevillotte

Cadre supérieur de santé, Infirmier anesthésiste,

Chargé d'enseignement vacataire dans plusieurs IFSI de la région parisienne

Catherine Muller

Directrice des soins, Directrice des Instituts de Formation Simone Veil (IFSI-IFAS) au centre hospitalier de Sarrebourg (57),

Ancienne directrice adjointe de l'école d'infirmiers anesthésistes de Saint-Germain-en-Laye (78)

Elsevier Masson

ELSEVIER
Elsevier Masson SAS, 65, rue Camille-Desmoulins, 92442 Issy-les-Moulineaux cedex, France

Validez votre UE 2.11. Pharmacologie et thérapeutique en 200 questions corrigées. Pour les 3 années du D.E.I, de Catherine Muller et Jérôme Chevillotte.

ISBN : 978-2-294-75607-8

PRÉFACE

Cet ouvrage est né du constat qu'il est souvent difficile de réviser, de vérifier ses acquis et de s'entraîner avant des examens si on ne comprend pas pourquoi la réponse est juste ou fausse. En effet, pour progresser, il faut avoir des informations qui permettent de comprendre en quoi une réponse est juste et, pour cela, le lien avec les connaissances théoriques et les recommandations de bonne pratique sont indispensables.

Les étudiants infirmiers[1] sont régulièrement confrontés à ce problème et nous avons souhaité répondre à des demandes souvent exprimées.

Au cœur des pratiques infirmières, celles en lien avec la pharmacologie sont particulièrement à risque. L'acquisition de toutes les compétences qui permettent à l'infirmier diplômé d'État (IDE) d'occuper pleinement son rôle de collaborateur actif dans les soins, avec et sous la responsabilité du médecin, est essentiel dans ce domaine.

Pour cela, nous vous proposons de nombreux exercices :

- des QCM pour vérifier rapidement vos connaissances dans tous les domaines enseignés dans cette unité d'enseignement (UE) ;
- des QROC pour vous permettre de détailler vos réponses ;
- des cas cliniques pour situer vos connaissances dans des contextes de soin ;
- et, enfin, des calculs de doses afin de vous entraîner à préparer des thérapeutiques en toute sécurité.

Cet ouvrage, qui se veut clair et synthétique, respecte le contenu et la progression voulue dans le référentiel de formation (arrêté du 31 juillet 2009) : la partie 1 concerne le contenu du semestre 1, la partie 2 concerne les savoirs du semestre 3 et la partie 3 explore les connaissances du semestre 5.

L'ensemble vise à développer les compétences « cœur de métier » de la fonction d'infirmier(ère) diplômé d'État (IDE). Pour les étudiants en formation, il est élaboré sur la base des méthodes pédagogiques recommandées et s'appuie sur l'observation, l'analyse et la réflexion des situations cliniques contextualisées.

Pour les professionnels, il fournit les bases d'une réflexion actualisée, voire d'un complément de formation tout au long de leur vie professionnelle.

Bonne lecture et bon travail !

Catherine Muller et Jérôme Chevillotte

---

[1] Lire partout « Infirmier/infirmière ».

SOMMAIRE

VALIDATION DE L'UE 2.11

L'UE 2.11 est enseignée tout au long des trois années de formation avant le diplôme d'État des infirmiers (DEI), au cours des semestres 1, 3 et 5. Pour finaliser les études, chaque UE de chaque semestre doit être validée.

L'UE 2.11 est constitutive de la compétence 4. Certaines connaissances enseignées dans l'UE 2.11 sont utilisées dans d'autres UE, en particulier concernant les calculs de doses (UE 4.4 et 4.3 en particulier).

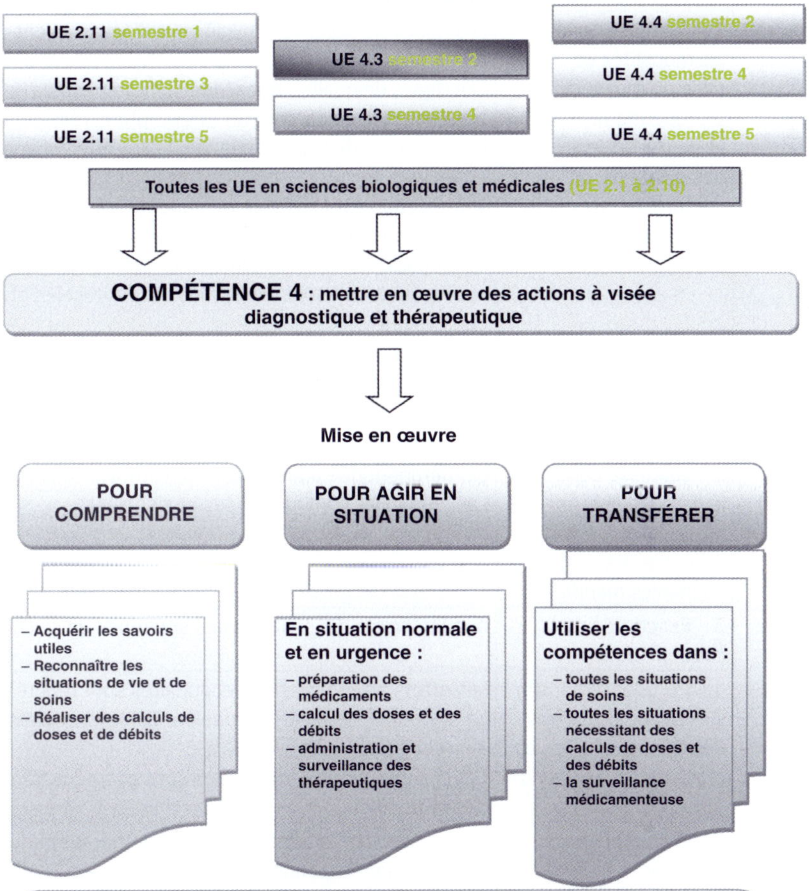

LES ÉPREUVES POUR VALIDER L'UE 2.11 :

Semestre 1 et 3

Modalités d'évaluation
Évaluation écrite des connaissances
Critères d'évaluation
Exactitude des connaissances
Compréhension des mécanismes

Semestre 5

Modalités d'évaluation
Évaluation écrite des connaissances
Critères d'évaluation
Exactitude des connaissances
Compréhension des mécanismes
Pertinence de l'analyse dans les calculs de dose
Rigueur du raisonnement critique

Épreuves pour valider l'UE 2.11
Semestres 1 et 3
Modalités d'évaluation : évaluation écrite des connaissances.
Critères d'évaluation : exactitude des connaissances et compréhension des mécanismes.
Les critères d'évaluation sont à mettre en lien avec les indicateurs visibles de la compétence 4 (tableau 0.1).

Tableau 0.1 Critères d'évaluation et indicateurs.

Critères d'évaluation	Indicateurs
1 – Justesse dans les modalités de mise en œuvre des thérapeutiques et de réalisation des examens, et conformité aux règles de bonnes pratiques	Les règles de sécurité, d'hygiène et d'asepsie sont respectées Les règles de qualité, traçabilité sont respectées Les contrôles de conformité (prescription, réalisation, identification de la personne, etc.) sont effectivement mis en œuvre Toute action est expliquée au patient Une attention est portée à la personne La préparation, le déroulement de l'examen et la surveillance après réalisation sont conformes aux protocoles et modes opératoires Les gestes sont réalisés avec dextérité La prévention de la douleur générée par le soin est mise en œuvre La procédure d'hémovigilance est respectée
2 – Justesse dans le respect de la prescription après repérage des anomalies manifestes	La thérapeutique administrée est conforme à la prescription Les anomalies sont identifiées et signalées
3 – Exactitude du calcul de dose	Aucune erreur dans différentes situations de calcul de dose
4 – Pertinence dans la surveillance et le suivi des thérapeutiques et réalisation d'examens	Les effets attendus et/ou secondaires sont repérés La douleur est évaluée de manière fiable et une réponse appropriée est mise en œuvre Les thérapeutiques antalgiques sont adaptées dans le cadre des protocoles
5 – Pertinence dans l'identification des risques et des mesures de prévention	Les risques liés à l'administration des thérapeutiques et aux examens sont expliqués Les différentes étapes de la procédure d'hémovigilance sont expliquées au regard des risques associés Les risques et les mesures de prévention des accidents d'exposition au sang sont expliqués Les risques liés à un défaut de traçabilité sont connus et les règles de traçabilité expliquées

6 – Justesse d'utilisation des appareillages et dispositif médical (DM) conformes aux bonnes pratiques	L'utilisation des appareillages et le DM sont conformes au mode opératoire Le choix et l'utilisation des appareillages et le DM sont adaptés à la situation
7 – Pertinence de mise en œuvre de l'entretien d'aide thérapeutique et conformité aux bonnes pratiques	Les techniques d'entretien thérapeutique sont utilisées La dynamique relationnelle est analysée Les changements de discours et/ou de comportement après entretien sont observés et restitués à l'équipe
8 – Fiabilité et pertinence des données de traçabilité	La synthèse des informations concernant les soins et les activités réalisées sont en adéquation avec les données de la situation La traçabilité des données est opérée dans les temps, elle est claire, réalisée dans le respect de la confidentialité et conforme aux règles de bonne pratique Une synthèse claire de la situation de la personne est faite et restituée aux professionnels concernés Les anomalies ou les incohérences entre les informations transmises par les différents acteurs sont repérées

Source : arrêté du 31 juillet 2009, annexe II et V.

CHAPITRE

1 Généralités sur la pharmacologie et les médicaments, de l'ordonnance à l'administration, risques et dangers de l'administration médicamenteuse

UE 2.11 – PHARMACOLOGIE ET THÉRAPEUTIQUES

Semestre 1

OBJECTIFS DE L'UNITÉ D'ENSEIGNEMENT

- Citer les mécanismes d'action, d'absorption et d'élimination des médicaments.
- Identifier les notions de dosage, de dilution, de préparation.
- Expliciter les risques et les dangers dans l'administration médicamenteuse.

ÉLÉMENTS DE CONTENU

- Les principes de chimie pertinents à la pharmacologie.
- La pharmacocinétique, voie d'administration, absorption, transformation, diffusion, élimination.
- La pharmacodynamie, mécanismes d'action, effets indésirables, interactions médicamenteuses (synergie, potentialisation, antagonisme).
- Les formes pharmaceutiques, solides, liquides, galéniques à usage parentéral ou à administration cutanée ou transmucosale, les formes en expérimentation.
- Les dosages, préparations, dilutions, les solvants et les solutés.
- Les risques de dangers de la médication, la prescription.

Modalités d'évaluation (arrêté du 31/07/2009)

Recommandations pédagogiques

Cette UE est la première d'un cycle de trois UE centrées sur la pharmacologie, elle vise à donner aux étudiants des bases nécessaires dès le premier semestre dans ce domaine, afin de prendre conscience des risques et dangers de l'administration médicamenteuse.

Modalités d'évaluation : évaluation écrite des connaissances

Critères d'évaluation

- Exactitude des connaissances et des résultats.
- Compréhension des mécanismes.
- Pertinence de l'analyse dans les calculs de dose.
- Rigueur du raisonnement critique.

TESTEZ VOS CONNAISSANCES

Consignes : une ou plusieurs bonnes réponses sont attendues pour l'ensemble des questions.

1. Les principaux éléments d'une cellule sont :

- ☐ **a.** le noyau
- ☐ **b.** le cytoplasme
- ☐ **c.** la membrane
- ☐ **d.** le chromosome
- ☐ **e.** l'ion

2. La membrane cellulaire possède une certaine perméabilité. Ces échanges se font de manière :

- ☐ **a.** chronique
- ☐ **b.** active
- ☐ **c.** ultime
- ☐ **d.** passive
- ☐ **e.** chronologique

3. Les nutriments indispensables au corps humain sont :

- ☐ **a.** les protéines
- ☐ **b.** l'azote
- ☐ **c.** les lipides
- ☐ **d.** les oligo-éléments
- ☐ **e.** les glucides

4. Le vivant est constitué à 99 % de quatre atomes sauf un :

- ☐ **a.** l'oxygène
- ☐ **b.** l'azote
- ☐ **c.** l'hydrogène
- ☐ **d.** l'eau
- ☐ **e.** le carbone

5. La communication cellulaire est essentielle à son fonctionnement et lui permet d'échanger avec son environnement. En pharmacologie, cette particularité permet :

- ☐ **a.** des transports moléculaires induits
- ☐ **b.** des transports moléculaires simples
- ☐ **c.** des transports moléculaires complexes
- ☐ **d.** des transports moléculaires passifs
- ☐ **e.** des transports moléculaires actifs

Bilan du test

Le barème :

- toutes les réponses à une question sont conformes : 1 point ;
- 1 réponse est non conforme : 0,5 point ;
- 2 réponses sont non conformes : 0,3 point ;
- 3 réponses ou plus sont non conformes : 0 point.

Questions	Réponses	Points obtenus
1	a, b, c	
2	b, d	
3	a, c, e	
4	d	
5	d, e	
Total		

Vous avez moins de 2/5 : l'essentiel n'est pas maîtrisé. Révisez vos cours avant de commencer l'entraînement.
Vous avez entre 2 et 3/5 : il faut poursuivre vos efforts. Vous avez déjà acquis certaines notions, mais celles-ci doivent être renforcées. Révisez les thèmes sur lesquels vous avez perdu des points avant de commencer l'entraînement.
Vous avez plus de 4/5 : bravo ! Continuez à vous entraîner pour être au top le jour J !

ENTRAÎNEZ-VOUS AVEC DES QCM

Consignes : une ou plusieurs bonnes réponses sont attendues pour chacune des questions.

1. Le médicament, tel que défini dans le code de la santé publique (CSP - article L.5111-1), est une substance avec des propriétés :

- ☐ **a.** curatives
- ☐ **b.** désinfectantes
- ☐ **c.** préventives
- ☐ **d.** prothétiques
- ☐ **e.** diagnostiques

2. Les médicaments peuvent être classés et rangés de plusieurs manières, ce qui explique les disparités internationales. Le classement peut se faire :

☐ **a.** par ordre alphabétique du nom de spécialité
☐ **b.** par dénomination commune internationale (DCI)
☐ **c.** par anatomique thérapeutique chimique/*defined daily dose* (ATC/DDD)
☐ **d.** par ABC
☐ **e.** par action thérapeutique

3. La forme galénique d'un médicament associe le principe actif, des excipients et le conditionnement. La forme finale choisie doit toujours rechercher :

☐ **a.** La meilleure efficacité thérapeutique
☐ **b.** La meilleure visibilité
☐ **c.** La meilleure tolérance clinique
☐ **d.** La meilleure présentation
☐ **e.** Le meilleur coût

4. Les atomes interagissent entre eux grâce à des interactions, de forte ou de faible intensité. Ces interactions sont de type :

☐ **a.** hydrophile
☐ **b.** covalente
☐ **c.** hydrogène
☐ **d.** bivalente
☐ **e.** ionique

5. Une solution dosée à 10 % signifie qu'il y a :

☐ **a.** 0,1 g de principe actif dans un volume total de 10 ml
☐ **b.** 1 g de principe actif dans un volume total de 10 ml
☐ **c.** 10 g de principe actif dans un volume total de 100 ml
☐ **d.** 100 g de principe actif dans un volume total de 1000 ml
☐ **e.** 100 g de principe actif dans un volume total de 10 ml

6. La concentration est le plus souvent exprimée en :

☐ **a.** mg/l
☐ **b.** mmol/l
☐ **c.** mEq/l
☐ **d.** %
☐ **e.** UI/ml

7. Les spécialités pharmaceutiques sont préparées à l'avance par l'industrie. Leur conditionnement est spécifique mais leur dénomination peut se faire sous :

☐ **a.** une dénomination nationale
☐ **b.** une dénomination pratique
☐ **c.** un nom de fantaisie
☐ **d.** une DCI
☐ **e.** une dénomination chimique

8. L'unité internationale de masse est le :

- ☐ **a.** nanogramme (ng)
- ☐ **b.** microgramme (μg)
- ☐ **c.** milligramme (mg)
- ☐ **d.** gramme (g)
- ☐ **e.** kilogramme (kg)

9. Le choix de la voie d'administration d'un médicament repose en général sur :

- ☐ **a.** le matériel disponible
- ☐ **b.** l'effet recherché
- ☐ **c.** la situation du patient au moment de l'administration
- ☐ **d.** les compétences de l'IDE
- ☐ **e.** les moyens à disposition

10. Concernant le débit d'une perfusion, à combien de gouttes correspondent 1 ml de solution isotonique ?

- ☐ **a.** 5
- ☐ **b.** 10
- ☐ **c.** 15
- ☐ **d.** 20
- ☐ **e.** 25

11. Les médicaments de la liste II soumis à prescription médicale :

- ☐ **a.** ont un cadre rouge sur la boîte
- ☐ **b.** ont un cadre vert sur la boîte
- ☐ **c.** peuvent être renouvelés jusqu'à 12 mois
- ☐ **d.** ont une dispensation limitée à la durée de l'ordonnance
- ☐ **e.** ont une prescription restreinte à certains professionnels

12. La notion de compartiment liquidien est essentielle en pharmacocinétique et pharmacodynamique. Le liquide extracellulaire est :

- ☐ **a.** le liquide dans lequel baignent les cellules
- ☐ **b.** le liquide enfermé dans les cellules
- ☐ **c.** le liquide qui baigne toutes les cellules
- ☐ **d.** le liquide propre à la cellule
- ☐ **e.** le liquide support du sang

13. Un médicament pris par voie orale peut avoir une libération retardée de son principe actif si sa forme galénique a été adaptée. Cette adaptation est favorisée par :

- ☐ **a.** des multicouches
- ☐ **b.** une capacité d'effervescence
- ☐ **c.** un enrobage
- ☐ **d.** une possibilité de le couper
- ☐ **e.** une présentation en lyoc

14. Chaque médicament a un mode d'action spécifique qui peut être :

- ☐ **a.** une action sur l'activité des canaux ioniques de la membrane
- ☐ **b.** une action sur les récepteurs membranaires
- ☐ **c.** une action sur le capital acide désoxyribonucléique (ADN) de la cellule

- [ ] **d.** une action sur la composition chimique du milieu
- [ ] **e.** une action sur la composition physique du milieu

15. En pharmacologie, il existe une relation entre la dose administrée et l'effet attendu. Cette liaison repose sur des caractéristiques spécifiques du récepteur, à savoir :

- [ ] **a.** une irréversibilité
- [ ] **b.** une situation spécifique dans l'organisme
- [ ] **c.** une répartition aléatoire dans l'organisme
- [ ] **d.** une affinité forte entre ligand et récepteur
- [ ] **e.** une conformité parfaite ligand-récepteur

16. Selon le code de déontologie des infirmiers, l'infirmier(ère) :

- [ ] **a.** doit vérifier que le médicament délivré est conforme à la prescription
- [ ] **b.** peut modifier la prescription médicale
- [ ] **c.** est habilité(e) à retranscrire les prescriptions médicales
- [ ] **d.** doit prendre toute précaution pour limiter l'accès à la pharmacie
- [ ] **e.** contrôle le dosage et la date de péremption des médicaments

17. Pour être valable, une posologie doit obligatoirement comprendre :

- [ ] **a.** la quantité de principe actif à administrer
- [ ] **b.** la durée du traitement
- [ ] **c.** la voie d'administration
- [ ] **d.** l'identité du patient
- [ ] **e.** la signature du prescripteur

18. Les récepteurs des médicaments sont classés en plusieurs catégories, parmi lesquelles :

- [ ] **a.** les récepteurs homotropiques
- [ ] **b.** les récepteurs enzymes
- [ ] **c.** les récepteurs métabiopiques
- [ ] **d.** les récepteurs ionotropiques
- [ ] **e.** les récepteurs nucléaires

19. Les canaux ioniques sont des récepteurs situés sur la membrane cellulaire. Les principaux ions concernés sont, entre autres :

- [ ] **a.** Na^{+}
- [ ] **b.** Ca^{2+}
- [ ] **c.** Cl^{-}
- [ ] **d.** H_2O
- [ ] **e.** H^{+}

20. Une prescription médicale est valable si elle est :

- [ ] **a.** orale
- [ ] **b.** écrite
- [ ] **c.** quantitative
- [ ] **d.** signée
- [ ] **e.** qualitative

21. Parmi les voies d'administration suivantes, une seule n'est pas parentérale, laquelle ?

- ☐ **a.** voie intradermique
- ☐ **b.** voie oculaire
- ☐ **c.** voie sous-cutanée
- ☐ **d.** voie intramusculaire
- ☐ **e.** voie intraveineuse

22. La iatrogénie médicamenteuse se définit comme :

- ☐ **a.** tout effet néfaste et recherché des médicaments
- ☐ **b.** tout effet collatéral des médicaments
- ☐ **c.** tout effet potentiel des médicaments
- ☐ **d.** tout effet attendu des médicaments
- ☐ **e.** tout effet néfaste et non recherché des médicaments

23. Depuis quelques années, les formes galéniques évoluent. Actuellement, les innovations concernent :

- ☐ **a.** la non-observance du traitement
- ☐ **b.** la vitesse de dissolution
- ☐ **c.** le dosage des médicaments
- ☐ **d.** le contrôle de la libération du principe actif
- ☐ **e.** la meilleure adhérence cutanée des médicaments en patch

24. Les autorités sanitaires indiquent qu'une interaction médicamenteuse entre deux médicaments est retenue si celle-ci est susceptible :

- ☐ **a.** d'augmenter l'efficacité des médicaments associés entre deux médicaments
- ☐ **b.** de diminuer les effets indésirables des médicaments
- ☐ **c.** d'augmenter le mécanisme d'action des médicaments
- ☐ **d.** d'entraîner une moindre efficacité des médicaments
- ☐ **e.** de provoquer ou de majorer des effets indésirables des médicaments

25. Les événements indésirables relatifs à l'administration des médicaments doivent être déclarés auprès de :

- ☐ **a.** l'Agence nationale de sécurité du médicament et des produits de santé (ANSM)
- ☐ **b.** l'Institut de veille sanitaire (InVS)
- ☐ **c.** la Haute Autorité de santé (HAS)
- ☐ **d.** l'Agence nationale de sécurité sanitaire de l'alimentation, de l'environnement et du travail (Anses)
- ☐ **e.** la Direction générale de l'offre de soins (DGOS)

26. Dans le cadre de l'erreur médicamenteuse, lorsque celle-ci est interceptée avant l'administration du produit au patient, on dit qu'elle est :

- ☐ **a.** avérée
- ☐ **b.** potentielle
- ☐ **c.** latente
- ☐ **d.** risquée
- ☐ **e.** évitée

27. Concernant l'autorisation de mise sur le marché (AMM), vous retenez que :

- ☐ **a.** celle-ci est optionnelle avant la commercialisation d'un nouveau médicament
- ☐ **b.** celle-ci est obligatoire avant la commercialisation d'un nouveau médicament
- ☐ **c.** elle est délivrée par la Commission européenne
- ☐ **d.** elle est délivrée par l'ANSM
- ☐ **e.** elle concerne uniquement les médicaments délivrés sur prescription

28. Selon la HAS, la règle des 5B comprend :

- ☐ **a.** le bon médicament
- ☐ **b.** la bonne procédure
- ☐ **c.** le bon patient
- ☐ **d.** le bon dosage
- ☐ **e.** la bonne prescription

29. Les médicaments nécessaires au traitement d'un patient atteint d'une affection longue durée (ALD) doivent être prescrits sur une ordonnance dite :

- ☐ **a.** simple
- ☐ **b.** sécurisée
- ☐ **c.** « médicaments d'exception »
- ☐ **d.** bizone
- ☐ **e.** restreinte

30. Concernant la prescription de stupéfiants, vous retenez que :

- ☐ **a.** ils peuvent être prescrits par un interne
- ☐ **b.** ils doivent être prescrits sur un carnet à souche numéroté
- ☐ **c.** la prescription est au maximum de 90 jours consécutifs
- ☐ **d.** le dosage prescrit doit être écrit en toutes lettres
- ☐ **e.** une copie de l'ordonnance doit être conservée trois ans par le pharmacien

RÉPONSES AUX QCM

1 – a., c., d.

L'article L.5111-1 du CSP est ainsi rédigé : « *On entend par médicament toute substance présenté comme possédant des propriétés curatives ou préventives à l'égard des maladies humaines ou animales, ainsi que toute substance ou composition pouvant être utilisée chez l'homme ou chez l'animal ou pouvant leur être administrée, en vue d'établir un diagnostic médical ou de restaurer, corriger ou modifier leurs fonctions physiologiques en exerçant une action pharmacologique, immunologique ou métabolique.* »

2 – b., c., e.

Par convention internationale, les modes de classement qui existent sont par DCI, action thérapeutique et par le système ATC/DDD (classement de l'Organisation mondiale de la santé [OMS], qui tient compte à la fois de l'action anatomique, thérapeutique et chimique. Le code ATC/DDD compte trois lettres et cinq chiffres). Les classements alphabétiques ne peuvent exister en raison des possibles modifications de noms de spécialités dans le temps, et donc d'un risque de confusion, voire d'erreur dans le rangement et de concordance entre la prescription et la délivrance.

3 – a., c., e.
Claude Galien (médecin de l'empereur romain Marc Aurèle (environ 130 ans avant J.-C.) a expliqué l'art de transformer les plantes en des formes que l'homme peut absorber. La forme galénique est donc issue de la préparation d'un principe actif, associé à un excipient et prenant la forme d'un médicament administrable. Il existe des formes sèches, humides (exemple : pommade), liquides pour administration parentérale ou pour administration orale. De ce point de vue, la visibilité et la présentation (forme, couleur) ne sont pas des éléments primordiaux (réponses b. et d. fausses).

4 – b., c., e.
Les interactions entre atomes naissent de la différence de potentiel entre les ions, certains étant chargés positivement et d'autres négativement. C'est cette différence qui forme des liaisons ioniques qui sont source d'énergie. Plus la liaison est forte, plus l'énergie produite est importante.
Les liaisons fortes sont de type covalente et ionique ; les liaisons faibles de type hydrogène, hydrophobe, ionique et Van de Waals.

5 – b., c., d.
10 % signifie 10 g dans 100 ml (réponse c.) mais, selon les règles de simplification et d'équivalence des calculs, 10 g dans 100 ml c'est égal à 1 g dans 10 ml (les deux chiffres sont divisés par 10, réponse b.) et à 100 g dans 1000 ml (les deux chiffres sont multipliés par 10, réponse d.).

6 – a., b., c., e.
La concentration correspond à la quantité d'une substance contenue dans un volume précis. De manière conventionnelle, le litre (l) est le volume le plus souvent retenu comme référence mais le ml peut aussi être utilisé pour ces substances à doses très réduites. On peut bien entendu exprimer une concentration dans un autre volume, cela reste cependant plus rare.
La réponse d. est fausse car elle ne relie pas les notions de quantité et de volume.

7 – c., d., e.
La directive européenne 92-97 et le CSP précisent spécifiquement les mentions qui doivent apparaître sur les boîtes de médicament. Concernant la dénomination, seul le nom de fantaisie (c'est-à-dire le nom de spécialité commerciale qui a été déposé à la propriété intellectuelle), la DCI et la dénomination chimique (c'est-à-dire la formule chimique du produit actif) sont autorisés.

8 – e.
Malgré que les unités les plus employées soient le gramme, le milligramme et le microgramme, l'unité internationale de la masse est le kilogramme. L'unité internationale de capacité est le litre (l), celui du volume est le mètre cube (m^3).

9 – b., c.
Le choix de la voie d'administration par le médecin est fait en fonction de l'effet recherché et des circonstances de l'administration : état de santé et situation clinique du patient au moment de l'administration (exemple : on évitera l'administration orale en cas de vomissements ou en suppositoire si diarrhée). Après le choix de la voie d'administration, les moyens et matériel seront adaptés (et non pas l'inverse).

10 – d.
Le débit peut s'exprimer en ml/min ou en gouttes/min. Un millilitre est égal à 20 gouttes. Cette équivalence est valable uniquement pour les solutions administrées avec des perfuseurs standard (sans filtre). À l'inverse, par exemple pour l'administration d'un culot sanguin réalisée à l'aide d'un perfuseur avec filtre, l'équivalence sera de 15 gouttes pour 1 ml.

11– b., c.
Les listes I et II comprennent les substances ou médicaments susceptibles de présenter directement ou indirectement un danger pour la santé ainsi que les médicaments à usage humain contenant des substances dont l'activité ou les effets indésirables nécessitent une surveillance médicale. La liste I comprend les substances ou préparations, et les médicaments et produits présentant les risques les plus élevés pour la santé (article L5132-6 du CSP). Ils portent un cadre rouge sur la boîte et ne peuvent être délivrés que pour la durée de la prescription. Les médicaments inscrits sur la liste II ont un cadre vert sur la boîte et peuvent, sauf indication contraire du prescripteur, être renouvelés pour une dispensation jusqu'à 12 mois après la date d'émission.

12 – a., c., d.
Le liquide extracellulaire correspond à environ un tiers de la masse liquidienne corporelle, soit environ 20 % du poids du corps. Il est composé du plasma (partie liquidienne du sang + du liquide interstitiel (liquide qui baigne toutes les cellules). L'autre compartiment liquidien du corps est le liquide intracellulaire (liquide enfermé dans les cellules). Le liquide propre à la cellule est, par définition, intracellulaire.

13 – a., c.
Concernant la libération du principe actif d'un médicament pris par voie orale, la notion de temps est essentielle car elle est à l'origine de l'effet immédiat, voire retardé, de l'action médicamenteuse. La libération du principe actif peut être accélérée, continue ou retardée. Pour la retarder, la forme galénique du médicament est adaptée : soit en superposant plusieurs couches d'excipients, soit en incluant le principe actif dans un noyau dur, soit en enrobant le principe actif. Ces différentes couches et l'enrobage vont résister aux sucs gastriques et/ou entériques et vont pouvoir libérer plus tardivement le principe actif, au moment où le bol alimentaire arrivera dans l'intestin.
Les réponses b., d. et e. sont fausses car ces formes galéniques entraînent une libération accélérée du principe actif.

14 – a., b., c.
Après son administration, un médicament est distribué dans l'organisme. En fonction du type de principe actif, le médicament peut agir spécifiquement sur une cible, en agissant en particulier sur son fonctionnement cellulaire, ses systèmes de réplication et/ou de liaison avec d'autres cellules, etc. Il n'agit directement ou indirectement sur sa cible, mais jamais sur le milieu.

15 – b., d.
La situation et les caractéristiques du lien ligand-récepteur sont nombreuses mais certaines leur sont communes et indispensables : chaque récepteur est spécifique à un ligand pour lequel il a une affinité et situé à un endroit précis de l'organisme : sa réponse est donc spécifique. Un récepteur a un niveau de saturation déterminé, et la liaison est réversible. Cette liaison peut se déplacer (en cas d'interactions entre deux ligands par exemple) et s'adapter à une modification éventuelle du ligand. Ces caractéristiques définissent donc l'action médicamenteuse qui dépend de la fixation cellulaire d'une substance active sur un ou des récepteurs.

16 – a., d., e.
Le code de déontologie des infirmiers – repris dans le CSP aux articles R 4312-38 et R4312-39 – précise que l'infirmier(ère) « *vérifie que le médicament, produit ou dispositif médical délivré est conforme à la prescription [...] contrôle également son dosage ainsi que sa date de péremption [...] prend toutes précautions en son pouvoir pour éviter que des personnes non autorisées puissent avoir accès aux médicaments et produits qu'il est appelé à utiliser dans le cadre de son exercice professionnel* ». Elle ne peut en aucun cas modifier ou retranscrire une prescription médicale.

17 – a., b., c.
L'identité du patient et la signature du prescripteur sont des éléments de la prescription médicale et non de la posologie. Cette dernière se définit comme la modalité d'administration d'un médicament. Elle est calculée en fonction de l'âge du patient, de son poids et doit être individualisée selon l'effet thérapeutique recherché mais également les données biologiques et cliniques du patient ainsi que les antécédents (effets indésirables, etc.).

18 – b., d., e.
Il existe quatre groupes de récepteurs des médicaments principalement situés sur la membrane plasmique cellulaire sauf les récepteurs nucléaires situés au cœur du noyau cellulaire (la réponse c. est fausse, le nom exact de ces récepteurs est : métabotropiques). Ces récepteurs sont principalement constitués de protéines qui sont capables de se modifier pour se conformer parfaitement au médicament et ainsi entraîner des réactions en cascade responsables de (des) l'effet(s) médicamenteux. Pour cela, le médicament est idéalement hydrosoluble.

19 – a., b., c.
La liaison entre récepteur-ligand est le plus souvent liée à l'ouverture d'un canal ionique sur la membrane plasmique. Ces canaux ioniques sont des glycoprotéines faites pour permettre un passage sélectif. Pour cela, il est

indispensable qu'il existe un gradient électrochimique, né d'une excitation chimique responsable de la propagation de l'influx nerveux via les différences de potentiels d'action (différence de voltage).
Les principaux ions concernés sont : Ca^{2+}, Na^{+}, K^{+}, Cl^{-} (la réponse d. est fausse car il s'agit de la formule de l'eau et la réponse e. correspond à la formule de l'ion hydrogène).

20 – b., d., e.
« *L'infirmier ou l'infirmière est habilité à pratiquer les actes suivants soit en application d'une prescription médicale qui, sauf urgence, est écrite, qualitative et quantitative, datée et signée, soit en application d'un protocole écrit, qualitatif et quantitatif, préalablement établi, daté et signé par un médecin :*
- *6° Administration des médicaments ;*
- *8° Renouvellement du matériel de pansements médicamenteux ;*
- *24° Administration en aérosols et pulvérisations de produits médicamenteux, etc.»* (article R4311-7 du CSP).

21 – b.
Les voies parentérales connues sont la voie intraveineuse (IV), sous-cutanée (SC), intramusculaire (IM), intradermique (ID) et intra-artérielle (IA). Une voie parentérale est une voie qui nécessite une injection à travers la peau, le plus souvent d'une solution acqueuse.
Outre la voie parentérale, il existe d'autres voies d'administration : entérale (appelée également orale ou per os), transmuqueuse (il s'agit de la voie bucco-pharyngée, oculaire, auriculaire, nasale, pulmonaire, rectale ou vaginale) et la voie cutanée ou transdermique.

22 – e.
L'OMS a défini, en 1969, la iatrogénie médicamenteuse comme « toute réponse néfaste et non recherchée à un médicament survenant à des doses utilisées chez l'homme à des fins de prophylaxie, de diagnostic et de traitement ».

23 – b., d., e.
Actuellement, les innovations concernant les formes galéniques cherchent à faciliter les prises médicamenteuses et l'observance de la prise de traitement. Pour cela, le développement des nanoparticules permet d'envisager la prise de médicaments sans eau ou de meilleure qualité en transcutané. La temporalité de libération du principe actif fait l'objet de nombreuses recherches, puisqu'il est envisageable qu'à partir d'une seule prise, le patient puisse recevoir une dose de principe actif qui se libère sur 24 heures au moins (principe des multicouches). Enfin, la recherche génétique travaille sur l'action médicamenteuse intracellulaire, en particulier dans le domaine du cancer, du diabète et des maladies neurodégénératives.

24 – d., e.
Lorsque l'association de deux médicaments provoque une diminution d'efficacité ou une majoration d'effets indésirables, on parle d'interaction médicamenteuse. Ces éléments sont repris dans le « Thesaurus des interactions médicamenteuses », disponible sur le site de l'ANSM à destination des professionnels. Ce document relève les items : contre-indications, association déconseillée ou des précautions d'emploi à respecter.

25 – a.
L'ANSM est l'instance nationale, depuis le 1er mai 2012, compétente concernant la garantie de sécurité des produits (médicaments, produits biologiques, dispositifs médicaux, produits cosmétiques et de tatouages, etc.) tout au long de leur vie (des essais jusqu'au retrait du marché).

26 – b.
Selon l'ANSM, «l'erreur médicamenteuse est l'omission ou la réalisation d'un acte non intentionnel impliquant un médicament durant le processus de soins. Elle peut être à l'origine d'un risque ou d'un événement indésirable pour le patient». Il existe différents types d'erreur : avérée lorsque le produit a été administré, potentielle si elle a été évitée avant l'administration, et latente si le danger demeure pour le patient.

27 – b., c., d.
Tout médicament (c'est-à-dire «toute substance ou composition présentée comme possédant des propriétés curatives ou préventives à l'égard des maladies humaines ou animales, ainsi que toute substance ou composition pouvant être utilisée chez l'homme ou chez l'animal ou pouvant leur être administrée, en vue d'établir un diagnostic médical ou de restaurer, corriger ou modifier leurs fonctions physiologiques en exerçant une action pharmacologique, immunologique ou métabolique», article L.5111-1 du CSP) doit obligatoirement – avant sa mise sur le marché – bénéficier d'une AMM délivrée par les instances.

28 – a., c., d.
La règle des 5B correspond, selon la HAS, à un fil conducteur de sécurisation de l'administration médicamenteuse. Il signifie : administrer au bon patient, le bon médicament, à la bonne dose, sur la bonne voie, au bon moment. («Outils de sécurisation et d'autoévaluation de l'administration des médicaments», HAS, juillet 2011).

29 – d.
L'ordonnance simple est celle utilisée le plus couramment, elle n'impose aucune restriction ni n'a aucune particularité. L'ordonnance sécurisée doit être utilisée pour la prescription de stupéfiants, celle relative aux médicaments d'exception pour les médicaments indiqués dans des thérapeutiques prédéfinies. Il n'existe pas d'ordonnance restreinte mais une prescription – dite restreinte – pour les médicaments à prescription hospitalière, réservée à des médecins spécialistes ou nécessitant une surveillance particulière. En ce qui concerne l'ordonnance bizone, la partie haute de l'ordonnance est réservée aux médicaments en rapport avec l'ALD exonérante, prise en charge à 100 % par la Sécurité sociale. La partie basse doit être utilisée pour les autres médicaments avec une prise en charge aux conditions habituelles.
Source : www.ameli.fr.

30 – b., d., e.
Afin de sécuriser le circuit, la dispensation de stupéfiants répond à une législation très stricte : seuls les médecins inscrits au tableau de l'Ordre peuvent prescrire des stupéfiants (donc pas les internes) pour une durée maximale de 28 jours (ce délai peut être réduit par arrêté ministériel). La prescription doit être réalisée sur un carnet à souche numéroté, écrite en toutes lettres (dosage, nombre de prises, etc.) et conservée durant trois années par le pharmacien.

ENTRAÎNEZ-VOUS AVEC DES QROC

31. À l'aide d'un tableau de conversion, déterminez combien il y a de :

- **a.** grammes dans 1 µg
- **b.** nanogrammes dans 1 g
- **c.** milligrammes dans 1 µg

Pour votre réponse, utilisez le tableau des conversions qui doit être complété dans votre réponse.

	g			mg			µg			ng
a.										
b.										
c.										

32. À l'aide de vos connaissances en chimie, expliquez le principe de la solubilité d'une substance dans un solvant.

....

....

....

....

....

....

....

....

33. Citez deux exemples d'excipients médicamenteux et expliquez leurs intérêts et leur utilité.

....

....

....

....

....

....

....

....

34. Dans le cadre de la préparation des médicaments, quelles sont les règles de bonne pratique que l'infirmier(ère) doit toujours observer ? (Au minimum cinq éléments attendus).

....

....

....

....

....

....

....

....

35. Administration orale d'un médicament : expliquez le principe de la technique, le circuit du médicament dans l'organisme et ses avantages/inconvénients.

....

....

....

....

....

....

....

....

36. Après avoir défini la notion de pharmacocinétique, expliquez le rôle de la pharmacocinétique et ses objectifs en pharmacologie.

....

....

....

....

....

....

....

....

37. Afin de limiter la survenue d'effets indésirables, le résumé des caractéristiques des produits (RCP) indique les « contre-indications », « associations déconseillées », « précautions d'emploi » et « à prendre en compte ». Que veulent dire ces quatre termes ?

....

....

....

....

....

....

....

....

38. De nombreuses études montrent qu'il y a davantage d'effets indésirables médicamenteux chez les personnes âgées. Expliquez pourquoi en faisant apparaître dans votre réponse les principaux facteurs de risque.

....

....

....

....

....

....

....

....

39. Citez les différents types d'ordonnance que vous connaissez et leur utilité.

....

....

....

....

....

....

40. Citez cinq éléments obligatoires devant se trouver sur une prescription médicamenteuse.

41. Expliquez ce qu'est un effet pharmacodynamique.

RÉPONSES AUX QROC

31

	g			mg			µg			ng
a.	0,	0	0	0	0	0	1			
b.	1	0	0	0	0	0	0	0	0	0
c.				0,	0	0	1			

a. 1 µg = 0,000001 g ou 10^{-6} g
b. 1 g = 1 000 000 000 ng ou 10^{9} ng
c. 1 µg = 0,001 mg ou 10^{-3} mg

32

La solubilité est la capacité d'une substance à se dissoudre dans une autre substance pour obtenir un mélange homogène : autrement dit, c'est l'aptitude d'un soluté de se dissoudre dans un solvant pour obtenir une solution stable.
Il existe obligatoirement une masse ou un volume maximal de soluté qui peut être dissous dans un solvant donné, afin d'atteindre un équilibre stable.
Au-delà de cette limite, la solution est saturée : soluté et solvant peuvent précipiter.

33

Un excipient sert à mettre en forme un médicament. Il ne doit avoir aucune action thérapeutique ou spécifique, il doit donc être inactif.
Il peut permettre d'enrober le principe actif (pour retarder l'absorption), masquer un goût désagréable, aider à la mise en forme, améliorer la conservation, donner une couleur, etc. Il permet en outre d'aider à l'absorption en améliorant la dissolution du médicament.
Exemples d'excipient : sucre, lactose, arome artificiel.

34

L'infirmier(ère) a un devoir de contrôle dans l'exécution de la prescription médicale. Elle doit s'assurer que l'administration ne sera pas délétère pour le patient. Aussi, elle doit respecter les règles de bonne pratique suivantes :

- avoir une prescription écrite, nominative, datée et signée ;
- analyser la prescription médicale (dosage, voie d'administration) ;
- vérifier le dosage et la date de péremption du médicament (article R4312-38 du CSP) ;
- respecter les modalités de préparation/reconstitution selon le RCP ;
- préparer le médicament en tenant compte des règles d'asepsie ;
- toujours préparer le médicament juste avant son administration ;
- assurer la surveillance en lien avec l'administration du médicament ;
- informer le médecin prescripteur de tout effet indésirable ;
- tracer l'administration du médicament dans le dossier de soins infirmiers.

35

L'administration orale consiste à ce que le patient prenne un médicament par la bouche. Le médicament suit le trajet du tube digestif jusqu'à son élimination. C'est la voie la plus naturelle et la plus couramment utilisée.
Son principal avantage est la facilité d'administration.
Cette voie n'est pas utilisable en cas de :

- vomissements et/ou problèmes d'alimentation ;
- troubles de la déglutition.

Son inconvénient principal est que le médicament est dégradé par les sucs digestifs et peut être que partiellement absorbé par la muqueuse digestive. De plus, dans le trajet de la digestion, le principe actif présent dans la circulation sanguine passe une 1re fois par le foie et subit donc une 1re dégradation, avant même certains effets.

36

La pharmacocinétique est l'étude du devenir du médicament (c'est-à-dire du principe actif) dans l'organisme et dans le temps : pour cela, il est important de suivre le parcours du principe actif dans l'organisme, à partir du moment de son absorption jusqu'à son élimination.

Quatre étapes sont identifiées : absorption, distribution, métabolisation et élimination (moyen mnémotechnique = ADME).

Le rôle de la pharmacocinétique est de connaître et de suivre ces étapes afin de pouvoir :

- utiliser la meilleure voie d'administration du médicament ;
- connaître la dose optimale à administrer (en lien avec notion d'intervalle thérapeutique) ;
- connaître la concentration plasmatique efficace, ce qui déterminera le nombre de prises journalières en fonction de la durée d'action connue ;
- utiliser le meilleur moment d'administration (pendant les repas, le matin ou le soir, etc.) ;
- prévenir les interactions médicamenteuses.

37

Contre-indication : le médicament ne peut pas être utilisé dans les cas indiqués, il s'agit d'une interdiction formelle.

Association déconseillée : on doit, si possible, éviter d'utiliser le médicament indiqués ouen association avec les autres médicaments cités : il s'agit d'une contre-indication relative.

Précautions d'emploi : l'utilisation du médicament est possible mais des mesures/recommandations doivent y être associées (suivi biologique, etc.).

À prendre en compte : il s'agit d'informations devant être prises en compte par les professionnels de santé mais aucune donnée clinique suffisante ne permet de contre-indiquer ou de déconseiller l'utilisation du médicament.

38

Les personnes âgées ont souvent plusieurs médicaments prescrits (polymédication) en lien avec des pathologies (polypathologies), ce qui majore les risques d'interaction médicamenteuse. L'âge, et de surcroît le vieillissement, entraîne des modifications de la pharmacocinétique (au niveau de l'absorption, du métabolisme, de la distribution et de l'excrétion rénale) et de la pharmacodynamie. Enfin, l'automédication, fréquente chez la personne âgée, et la mauvaise observance des traitements prescrits seraient également des facteurs de risque.

39

Il existe quatre types d'ordonnance différents :

- l'ordonnance simple : c'est la plus simple et la plus courante. Les patients sont remboursés selon le service médical rendu défini par la Commission de transparence de la HAS ;

- l'ordonnance bizone : elle est utilisée pour les patients suivis pour une ALD et qui sont pris en charge, dans le cadre de ce traitement, à 100 % sur la base du tarif de la Sécurité sociale. Les médicaments concernés doivent être écrits sur la partie haute de l'ordonnance ;
- l'ordonnance d'exception réservée à certains spécialistes ;
- l'ordonnance sécurisée pour les médicaments stupéfiants.

40

Selon le site de l'assurance maladie (www.ameli.fr), les éléments devant être obligatoirement mentionnés sur une prescription médicale médicamenteuse sont :

- l'identification du prescripteur (nom, qualification, numéro d'identification, etc.) ;
- le nom et le prénom du patient (éventuellement son âge, son sexe, son poids et sa taille) ;
- la date de rédaction de l'ordonnance ;
- le nom de la spécialité (princeps ou générique) ou la dénomination commune (DC) d'un principe actif assortie ou non d'une marque ou du nom du fabricant ;
- le dosage et la forme pharmaceutique ;
- la posologie et le mode d'emploi (s'il s'agit d'une préparation, la formule doit être détaillée) ;
- la durée du traitement (exemple : traitement pour trois mois) ou le nombre d'unités de conditionnement dans le cas d'une prescription en nom de marque (exemple : deux boîtes de 20 comprimés [cp]) ;
- le nombre de renouvellements de la prescription, si nécessaire ;
- la mention non remboursable (NR) dans le cas d'une prescription d'un médicament en dehors des indications thérapeutiques remboursables ;
- la signature du prescripteur.

41

La pharmacodynamie est l'étude de l'action d'un médicament (plus précisément de son principe actif sur l'organisme. Les effets dépendent de :

- la dose du principe actif ;
- l'effet recherché.

Un effet pharmacodynamique correspond à un effet sur l'organisme : par modification d'une fonction physiologique, ou par un effet spécifique sur un organe cible.

Dans les deux cas, le principe actif est actif selon la dose qui a été administrée et le mode d'administration. L'effet est variable en fonction de l'état physiologique ou pathologique du patient et peut être observé par le suivi de l'état clinique (exemples : augmentation de la diurèse en cas de prise de diurétiques ou diminution de la pression artérielle en cas de prise d'antihypertenseurs).

ENTRAÎNEZ-VOUS AVEC DES CALCULS DE DOSE

Chiffres arabes	Chiffres romains
50	
	C
1000	
	V
500	

Chiffres arabes	Chiffres romains
2018	
	MCCVII
24	
	IX
10	

42. Complétez le tableau selon les équivalences entre les chiffres arabes et les chiffres romains.

43. Vous disposez d'un flacon d'une contenance de 20 ml rempli aux trois quarts. **Quelle est la quantité en ml contenue dans le flacon ? Faites apparaître votre calcul.**

....

....

....

....

....

....

....

....

44. Quelle est la quantité (en mg) contenue dans une ampoule de 20 ml de bicarbonate de sodium dosée à 8,4 % ? Expliquez vos calculs.

....

....

....

....

....

....

....

....

45. Dans le cadre d'un traitement curatif d'un accident thromboembolique artériel, vous devez administrer de l'héparine à un patient de 50 kg. La posologie est de 20 unités internationales (UI)/kg sur une heure. **En sachant que vous disposez de flacons de 25 000 UI/5 ml d'héparine, combien de ml allez-vous devoir prélever dans le flacon pour préparer votre seringue ?**

....

....

....

....

....

....

....

....

46. Le médecin vous demande de rajouter 3 g de chlorure de potassium, ce qui correspond à un volume de 30 ml, à votre solution initiale de 1 l de chlorure de sodium. **Une fois le mélange réalisé, quelle est la concentration (en %) de chlorure de potassium dans votre solution totale ?**

Expliquez votre raisonnement (vous arrêterez votre calcul deux chiffres après la virgule).

....

....

....

....

....

....

....

....

47. Vous prenez en charge un patient en restriction hydrique. Il ne doit pas boire plus de 500 ml par 24 heures. Il a déjà bu ce matin un bol de café (125 ml), deux verres d'eau (50 ml) et trois cuillères à soupe de potage ce midi. **Combien de ml peut-il encore boire jusqu'à la fin de la journée ?**

....

....

....

....

....

....

....

....

48. Vous devez préparer une seringue de 32 mg de tartrate de noradrénaline. Le médecin vous indique que la concentration de votre seringue doit être de 1 mg de principe actif dans 1 ml de solution et que votre solution doit être diluée avec du sérum glucosé à 5 % (G5 %).

Pour préparer votre seringue, vous avez à disposition des ampoules de tartrate de noradrénaline de 16 mg/8 ml. **Expliquez votre préparation.**

....

....

....

....

....

....

....

....

49. Infirmier(ère) en gériatrie, le médecin vous demande d'administrer un flacon de 1 l de G5 % sur 24 heures en sous-cutané à votre patiente. **Quel est le débit de la perfusion en gouttes/min ? Vos calculs doivent apparaître.**

....

....

....

....

....

....

....

....

50. Infirmier(ère) en service de diabétologie, vous remettez une ordonnance à une patiente sortante, sur laquelle il est indiqué : « 4 UI d'insuline rapide avant le petit-déjeuner, 6 UI avant le repas du midi et 6 UI avant le repas du soir ». Elle vous demande combien de temps va lui durer un stylo injectable. **En sachant que les cartouches sont de 10 ml et que 1 ml de solution contient 40 UI d'insuline humaine, que lui répondez-vous ?**

....

....

....

....

....

....

....

....

51. Infirmier(ère) en pédiatrie, le médecin a prescrit à un enfant un sirop contre la toux en indiquant « pholcodine sirop, 5 ml (deux graduations du gobelet doseur) par prise, à renouveler si besoin sans dépasser six prises par jour ». Dans les dernières 24 heures, le nombre maximal de prises lui a été donné. **En sachant qu'un gobelet doseur de 15 ml contient 19,65 mg de principe actif, combien (en mg) de principe actif a été donné à l'enfant sur les dernières 24 heures ?**

....

....

....

....

....

....

....

....

52. Infirmier(ère) en médecine, vous devez préparer une perfusion de 1 l de glucose à 5 % auquel on vous demande d'ajouter 4 g de chlorure de sodium et 2 g de chlorure de potassium. Pour ce faire, vous avez à votre disposition des ampoules de chlorure de sodium de 10 ml dosées à 20 % et des ampoules de chlorure de potassium de 20 ml dosées à 10 %. **Combien prenez-vous d'ampoules de chaque électrolyte ? Quel est le volume total (en ml) de votre solution ? Expliquez vos calculs.**

....

....

....

....

....

....

....

....

53. Infirmier(ère) en réanimation, vous prenez en charge Mme T. pour une détresse respiratoire, elle est âgée de 50 ans et pèse 80 kg. Le médecin vous prescrit une sédation en indiquant : « propofol 0,3 mg/kg/heure pendant quatre heures ». Vous avez à disposition des seringues prêtes à l'emploi de propofol 2 % 50 ml. **À quelle vitesse (en ml/h) administrez-vous le médicament ?**

....

....

....

....

....

....

....

....

54. Infirmier(ère) aux urgences, vous prenez en charge Mme V., victime d'un accident hémorragique. Elle est âgée de 30 ans et pèse 70 kg. Le médecin vous demande de lui administrer « 0,4 µg/kg d'acétate de desmopressine trihydraté (Minirin®), dans 50 ml de sérum physiologique en intraveineuse lente sur 15 minutes ». Vous disposez d'ampoules de Minirin® de 4 µg/ml. **Expliquez votre préparation et la vitesse de votre perfusion (en gouttes/min).**

....

....

....

....

....

....

....

....

RÉPONSES AUX CALCULS DE DOSE

42

50	L
100	C
1000	M
5	V
500	D

2018	MMXVIII
1207	MCCVII
24	XXIV
9	IX
10	X

43

La quantité contenue dans le flacon est de :

$$\frac{20 \times 3}{4} = \frac{60}{4} = 15 \text{ ml.}$$

44

La solution est dosée à 8,4 %, ce qui signifie qu'il y a 8,4 g dans 100 ml soit 8400 mg dans 100 ml. Dans 20 ml, combien y a-t-il ?

$$8400 \text{ mg} = 100 \text{ ml} \rightarrow x = \frac{8400 \times 20}{100} = 1\ 680 \text{ mg.}$$

x = 20 ml.

45

En sachant que le patient pèse 50 kg et que la posologie est de 20 UI/kg, je vais devoir administrer : 50 × 20 = 1000 UI sur une heure.

En sachant que je dispose de flacons de 25 000 UI dans 5 ml, je vais devoir prélever :

$$25000 \text{ UI} = 5 \text{ ml} \rightarrow x = \frac{1000 \times 5}{25\,000} = 0{,}2 \text{ ml.}$$

1000 UI = x ml.

46

Il faut calculer le volume total de la solution. Cette dernière est composée de 30 ml de chlorure de potassium et de 1 l, soit 1000 ml, de chlorure de sodium, soit 30 + 1000 = 1030 ml.

En sachant qu'il y a 3 g de chlorure de potassium dans 1030 ml de solution totale et que la concentration doit être indiquée en pourcentage, c'est-à-dire la quantité de chlorure de potassium dans 100 ml de chlorure de sodium :

$$3g = 1030 \text{ ml} \rightarrow x = \frac{3 \times 100}{1030} = 0{,}29\ \%.$$

x = 100 ml.

47

Pour réaliser ce calcul, il faut se rappeler qu'une cuillère à soupe est égale à 15 ml (une cuillère à café à 5 ml). Ensuite, il faut calculer combien le patient a déjà bu de liquide :

125 ml (bol de café) + (2 × 50 ml) (deux verres d'eau) + (3 × 15 ml) (trois cuillères à soupe) = 125 + 100 + 45 = 270 ml.

En sachant qu'il a une restriction hydrique fixée à 500 ml, le patient pourra donc, jusqu'à la fin de la journée, boire :
500 – 270 = 230 ml.

48

Selon la prescription médicale, la concentration de ma seringue doit être de 1 mg de principe actif dans 1 ml de solution. Puisque je dois préparer une seringue de 32 mg de tartrate de noradrénaline, le volume total de ma solution doit être de 32 ml.
Je dispose d'ampoules dosées à 16 mg dans 8 ml. Combien dois-je prendre d'ampoules ?

$$\frac{32}{16} = 2 \text{ ampoules.}$$

À combien de ml correspond le nombre d'ampoules à prélever ?
2 × 8 = 16 ml.
En sachant que ma seringue doit avoir une contenance totale de 32 ml, combien de ml de sérum glucosé à 5 % dois-je rajouter ?
32 – 16 = 16 ml.
Pour préparer ma prescription, je dois donc prendre deux ampoules de tartrate de noradrénaline dosées à 16 mg/8 ml et compléter ma seringue avec 16 ml de sérum glucosé 5 %.

49

Le débit est la quantité de liquide écoulé dans un temps donné. L'énoncé définit le débit attendu : il doit être en gouttes par minute.
Il faut donc calculer combien il y a de minutes dans 24 heures. En sachant qu'il y a 60 minutes dans une heure : 24 × 60 = 1440 minutes.
Il faut également le nombre de gouttes qu'il y a dans le soluté. En sachant que 1 l est égal à 1 000 ml et que 1 ml est égal à 20 gouttes : 1000 × 20 = 20 000 gouttes.

Le débit est donc de : $\frac{20\,000}{1440} = 13,18$, soit 14 gouttes/min en excès.

50

Combien la patiente prend d'UI d'insuline rapide par jour ?
La prescription indique 4 UI avant le petit-déjeuner et 6 UI avant les autres repas, elle prendra donc : 4 + 6 + 6 = 16 UI d'insuline rapide par jour.
Combien y a-t-il d'UI dans chaque cartouche ?
Les cartouches sont de 10 ml et 1 ml contient 40 UI d'insuline humaine, il y a donc :
10 × 40 = 400 UI dans chaque cartouche.
Combien de temps une cartouche va durer ?
En sachant que la patiente prend 16 UI par jour et que chaque cartouche contient 400 UI :

$$\frac{400}{16} = 25 \text{ jours.}$$

51

Combien de ml de médicament ont été administrés à l'enfant ?
En 24 heures, il a eu six prises (la prescription précise que c'est la dose à ne pas dépasser). En sachant qu'une prise correspond à 5 ml, il a eu :
$6 \times 5 = 30$ ml de médicament administré.
En sachant que dans 15 ml il y a 19,65 mg, combien y a-t-il de principe actif dans les 30 ml de médicament administré ?

$$15 \text{ ml} = 19{,}65 \text{ mg} \rightarrow x = \frac{30 \times 19{,}65}{15} = 39{,}3 \text{ mg.}$$

30 ml = x mg

52

Combien y a-t-il de grammes de sodium dans une ampoule de 10 ml dosée à 20 % ?
En sachant que 20 % signifie 20 g dans 100 ml, dans 10 ml il y a :

$$20g = 10 \text{ ml} \rightarrow x = \frac{20 \times 10}{100} = 2\ g$$

x = 10 ml

Combien y a-t-il de grammes de potassium dans une ampoule de 20 ml dosée à 10 % ?
En sachant que 10 % signifie 10 g dans 100 ml, dans 20 ml il y a :

$$10g = 100 \text{ ml} \rightarrow x = \frac{10 \times 20}{100} = 2\ g.$$

x = 20 ml

En sachant que la prescription est de rajouter 4 g de chlorure de sodium et 2 g de chlorure de potassium et que toutes les ampoules contiennent 2 g de principe actif, il faut rajouter : deux ampoules de chlorure de sodium ($\frac{4}{2}$) et une ampoule de chlorure de potassium ($\frac{2}{2}$).

Le volume total de la solution sera de :
1 litre de G5 % + deux ampoules de 10 ml de chlorure de sodium + une ampoule de 20 ml de chlorure de potassium = 1000 ml + 20 ml (2×10) + 20 ml (1×20) = 1040 ml.

53

Combien faut-il administrer de propofol à Mme T. par heure ?
En sachant qu'elle pèse 80 kg et que la prescription est de 0,3 mg/kg/heure : la quantité à administrer sur une heure est de $0{,}3 \times 80 = 24$ mg/heure.
Combien y a-t-il de mg de propofol par ml dans la seringue de propofol 2 % ?
2 % signifie 2 g dans 100 ml, soit 2000 mg dans 100 ml. Donc dans 1 ml, il y a :

$$\frac{2000}{100} = 20 \text{ mg de propofol.}$$

Quelle sera la vitesse de ma seringue ?
En sachant qu'il y a 20 mg de propofol dans 1 ml et que la patiente doit recevoir 24 mg de propofol par heure, la vitesse de la seringue sera de :

$$20 \text{ mg} = 1 \text{ ml} x = \frac{24 \times 1}{20} = 1{,}2 \text{ ml} / h.$$

24 mg = x.

54

Quelle est la quantité de Minirin® (en µg) à administrer à Mme V. ?
En sachant que la prescription est de 0,4 µg/kg et qu'elle pèse 70 kg, la quantité à administrer est de 0,4 × 70 = 28 µg.
Quelle est la quantité de Minirin® (en ml) à ajouter à la perfusion ?
En sachant que je dispose d'ampoules de 4 µg/ml et que la quantité à administrer est de 28 µg, le volume est de : $\frac{28}{4} = 7$ ml.
Quel est le volume total de la solution à administrer ?
En sachant que je dois ajouter les 7 ml aux 50 ml de sérum physiologique, le volume total de la solution est de : 7 + 50 = 57 ml.
Combien y a-t-il de gouttes dans la solution ?
En sachant qu'il y a 20 gouttes dans 1 ml, le nombre total de gouttes dans la solution est de : 20 × 57 = 1140 gouttes.
Quel est le débit en gouttes/minute ?
En sachant que la solution doit être administrée sur 15 minutes, le débit est de :

$$\frac{1140}{15} = 76 \text{ gouttes / min.}$$

CHAPITRE

2 Familles thérapeutiques, effets et usages des médicaments. Calculs de doses

UE 2.11 – PHARMACOLOGIE ET THÉRAPEUTIQUES

Semestre 3

OBJECTIFS DE L'UNITÉ D'ENSEIGNEMENT

- Repérer les familles thérapeutiques, leurs moyens d'action et leurs interactions.
- Expliciter les risques et les dangers des interactions médicamenteuses.
- Citer les précautions de la médication pour des populations spécifiques.

ÉLÉMENTS DE CONTENU

- Les familles thérapeutiques et les interactions médicamenteuses, antibiothérapie, chimiothérapie, anticancéreux, psychotropes, anticoagulants, anti-inflammatoires, antalgiques, anesthésiques.
- Les effets iatrogènes, intoxication, etc.
- La toxicologie et pharmacodépendance.
- Les médicaments chez les enfants.
- La dispensation des médicaments chez les personnes âgées.

Modalités d'évaluation (arrêté du 31/07/2009)

Recommandations pédagogiques

Cette UE complète l'enseignement donné dans l'UE 2.11.S1. Elle est centrée sur la connaissance des familles thérapeutiques et les effets des médicaments. Les étudiants pourront utiliser des situations vues en stage, et seront amenés à se poser les bonnes questions quant à l'usage des produits thérapeutiques et médicamenteux.

Le contenu de cette UE sera repris et mis en lien lors des travaux sur les processus inflammatoires, infectieux, dégénératifs tumoraux, obstructifs.

Modalités d'évaluation : évaluation écrite des connaissances

Critères d'évaluation

- Exactitude des connaissances et des résultats.
- Compréhension des mécanismes.

TESTEZ VOS CONNAISSANCES

55. L'article L.5111-1 du CSP définit le médicament comme ayant des propriétés :

- ☐ **a.** diagnostiques
- ☐ **b.** désinfectantes
- ☐ **c.** curatives
- ☐ **d.** préventives
- ☐ **e.** prothétiques

56. La notion de compartiment liquidien est essentielle en pharmacocinétique et pharmacodynamique. Le liquide extracellulaire est :

- ☐ **a.** le liquide dans lequel baignent les cellules
- ☐ **b.** le liquide qui baigne toutes les cellules
- ☐ **c.** le liquide enfermé dans les cellules
- ☐ **d.** le liquide support du sang
- ☐ **e.** le liquide propre à la cellule

57. Un « effet néfaste et non recherché des médicaments » est :

- ☐ **a.** un effet pervers
- ☐ **b.** un effet inattendu
- ☐ **c.** un effet indésirable
- ☐ **d.** un effet attendu
- ☐ **e.** un effet iatrogène

58. 1 ml de solution isotonique contient :

- ☐ **a.** 25 gouttes
- ☐ **b.** 20 gouttes
- ☐ **c.** 15 gouttes
- ☐ **d.** 10 gouttes
- ☐ **e.** 5 gouttes

59. Parmi les critères de conformité d'une prescription médicale, il est indispensable qu'elle soit faite :

- ☐ **a.** oralement
- ☐ **b.** par écrit
- ☐ **c.** de manière quantitative
- ☐ **d.** de manière qualitative
- ☐ **e.** avec une signature

60. Définissez ce qu'est la pharmacocinétique et la pharmacodynamique.

....

....

....

....

....

....

....

....

61. Citez les cinq règles de bonne pratique que l'infirmier(ère) doit toujours observer lors d'une administration médicamenteuse.

....

....

....

....

....

....

....

....

Bilan du test

Le barème :

- toutes les réponses à une question sont conformes : 1 point ;
- 1 réponse est non conforme : 0,5 point ;
- 2 réponses sont non conformes : 0,3 point ;
- 3 réponses ou plus sont non conformes : 0 point.

Questions	Réponses	Points obtenus
55	c, d, e	
56	a, b, e	
57	E	
58	C	
59	b, d, e	
60	La pharmacocinétique est l'étude du devenir du médicament (c'est-à-dire du principe actif) dans l'organisme et dans le temps La pharmacodynamie est l'étude de l'action d'un médicament (plus précisément de son principe actif sur l'organisme.	
61	Règles des 5B : bon patient, bon médicament, bon moment, bonne dose, bonne voie	
Total		

Vous avez moins de 2/7 : l'essentiel n'est pas maîtrisé. Révisez vos cours avant de commencer l'entraînement.

Vous avez entre 2 et 4/7 : il faut poursuivre vos efforts. Vous avez déjà acquis certaines notions, mais celles-ci doivent être renforcées. Révisez les thèmes sur lesquels vous avez perdu des points avant de commencer l'entraînement.
Vous avez plus de 5/7 : bravo ! Continuez à vous entraîner pour être au top le jour J !

ENTRAÎNEZ-VOUS AVEC DES QCM

Consignes : une ou plusieurs bonnes réponses sont attendues pour l'ensemble des questions.

62. Les modes d'action des antibiotiques sont multiples. L'un des modes concerne l'inhibition :

- ☐ **a.** de la synthèse de l'ADN
- ☐ **b.** de la synthèse de l'ARN
- ☐ **c.** de la paroi virale
- ☐ **d.** du métabolisme de l'O_2
- ☐ **e.** du métabolisme des folates

63. La mise en œuvre d'un traitement antibiotique probabiliste est faite quand :

- ☐ **a.** les signes cliniques sont identifiés
- ☐ **b.** l'infection n'est pas encore déclarée
- ☐ **c.** la bactérie n'est pas identifiée
- ☐ **d.** l'état physiologique du patient le permet
- ☐ **e.** en fonction du site de l'infection

64. Un des principaux problèmes du traitement antibiotique est la possible résistance au traitement. Les différentes formes de résistances risquent d'aboutir à :

- ☐ **a.** une facilité thérapeutique
- ☐ **b.** un échec thérapeutique
- ☐ **c.** une transmission interhumaine
- ☐ **d.** une moindre efficacité
- ☐ **e.** une multirésistance

65. Les principaux effets indésirables des antibiotiques sont :

- ☐ **a.** l'allergie
- ☐ **b.** l'hémorragie
- ☐ **c.** les céphalées
- ☐ **d.** les troubles digestifs
- ☐ **e.** la déshydratation

66. La surveillance d'un traitement antibiotique par l'IDE repose sur :

- ☐ **a.** le suivi des signes cliniques d'infection
- ☐ **b.** la recherche des signes d'allergie
- ☐ **c.** le bilan sanguin
- ☐ **d.** la réalisation d'un ECG quotidien
- ☐ **e.** la surveillance du poids

67. Un médicament psychotrope agit sur le système nerveux central (SNC), en particulier sur les neurotransmetteurs présents au niveau de la fente synaptique. Les principaux neurotransmetteurs sont :

- ☐ **a.** l'atropine
- ☐ **b.** la dopamine
- ☐ **c.** la mélanine
- ☐ **d.** la sérotonine
- ☐ **e.** la noradrénaline

68. Un traitement par benzodiazépine est prescrit afin d'obtenir des effets :

- ☐ **a.** anxiolytiques
- ☐ **b.** sédatifs
- ☐ **c.** proconvulsivants
- ☐ **d.** myodynamisants
- ☐ **e.** mnésiants

69. La durée de prescription des médicaments hypnotiques est fixée réglementairement à :

- ☐ **a.** 3 semaines
- ☐ **b.** 4 semaines
- ☐ **c.** 5 semaines
- ☐ **d.** 6 semaines
- ☐ **e.** 12 semaines

70. Les principaux effets indésirables neurologiques d'un traitement par neuroleptique sont :

- ☐ **a.** dyskinésie
- ☐ **b.** prokinésie
- ☐ **c.** syndrome parkinsonien
- ☐ **d.** hypotension artérielle orthostatique
- ☐ **e.** agranulocytose

71. La surveillance IDE d'un traitement pour régulation de l'humeur (thymorégulateur) se fait par :

- ☐ **a.** la disponibilité permanente d'un antidote
- ☐ **b.** la recherche des événements indésirables
- ☐ **c.** des bilans sanguins réguliers
- ☐ **d.** un entretien thérapeutique hebdomadaire
- ☐ **e.** la recherche d'un syndrome malin

72. Les anticoagulants ont pour objectif de :

- ☐ **a.** traiter la formation d'une thrombose intraveineuse
- ☐ **b.** prévenir la formation d'une thrombose intra-artérielle
- ☐ **c.** traiter une thrombose intra-artérielle
- ☐ **d.** modifier la synthèse des facteurs de coagulation
- ☐ **e.** perturber l'activité de la coagulation

73. Les avantages des nouveaux anticoagulants oraux (Xarelto®, Pradaxa®) par rapport aux antivitamines K (AVK) sont :

- ☐ **a.** une fourchette thérapeutique large
- ☐ **b.** une fourchette thérapeutique réduite
- ☐ **c.** une prise possible pendant la grossesse
- ☐ **d.** l'absence d'interactions avec l'alimentation
- ☐ **e.** une meilleure synergie médicamenteuse

74. Le relai de l'héparine par un anticoagulant par voie orale doit respecter certaines recommandations parmi lesquelles :

- ☐ **a.** les deux traitements doivent être pris ensemble pendant quelques jours
- ☐ **b.** la prise d'un traitement oblige à l'arrêt de l'autre
- ☐ **c.** c'est le taux de l'*international normalized ratio* (INR) qui guide le relai
- ☐ **d.** une mesure de l'INR entre 2 et 3 suffit pour arrêter l'héparine
- ☐ **e.** il faut au moins deux mesures stables de l'INR pour arrêter l'héparine

75. Les principaux effets indésirables des AVK sont :

- ☐ **a.** des accidents allergiques
- ☐ **b.** des événements hémorragiques
- ☐ **c.** des confusions
- ☐ **d.** des diarrhées
- ☐ **e.** des atteintes hépatiques

76. La surveillance IDE d'un traitement par héparine repose sur une surveillance biologique :

- ☐ **a.** quotidienne par une numération formule sanguine (NFS)
- ☐ **b.** quotidienne par la mesure du temps de céphaline activée (TCA)
- ☐ **c.** quotidienne par la mesure de l'anti-Xa
- ☐ **d.** hebdomadaire par une NFS
- ☐ **e.** hebdomadaire par la mesure de l'anti-Xa

77. Les solutés pouvant être utilisés pour un remplissage vasculaire en urgence sont :

- ☐ **a.** les solutés cristalloïdes
- ☐ **b.** les solutés colloïdes
- ☐ **c.** les solutés glucosés
- ☐ **d.** les solutés alcalins
- ☐ **e.** les produits sanguins

78. L'adrénaline est la catécholamine à utiliser en cas de :

- ☐ **a.** bradycardie
- ☐ **b.** malaise vagal
- ☐ **c.** état de choc allergique
- ☐ **d.** hypotension artérielle
- ☐ **e.** arrêt cardiorespiratoire

79. L'adrénaline est déconseillée en association avec :

- ☐ **a.** certains antidiabétiques oraux
- ☐ **b.** certains antidépresseurs
- ☐ **c.** certains hypertenseurs
- ☐ **d.** certains hypotenseurs
- ☐ **e.** certains antithrombotiques

80. L'atropine est un médicament parasympatholytique indiqué en cas de bradycardie. Ses effets indésirables sont :

- ☐ **a.** sécheresse buccale
- ☐ **b.** constipation
- ☐ **c.** myosis
- ☐ **d.** sueurs
- ☐ **e.** tachycardie

81. Un traitement anti-angineux par patch est soumis à des règles strictes de mise en œuvre, à savoir :

- ☐ **a.** le respect strict des horaires
- ☐ **b.** une pose dans un temps précis de quatre heures
- ☐ **c.** une pose sur peau sèche
- ☐ **d.** une pose toujours au même endroit
- ☐ **e.** un patch recouvert d'un pansement

82. Les médicaments anti-inflammatoires non stéroïdiens ont une action :

- ☐ **a.** antalgique
- ☐ **b.** agrégeant plaquettaire
- ☐ **c.** antipyrétique
- ☐ **d.** antipsychotique
- ☐ **e.** antirétrovirale

83. Les AINS sont des inhibiteurs :

- ☐ **a.** du cycle de Krebs
- ☐ **b.** de la cyclophiline
- ☐ **c.** de la cyclose
- ☐ **d.** de la cycloheximide
- ☐ **e.** de la cyclo-oxygénase

84. Les anti-inflammatoires stéroïdiens ont des propriétés pharmacologiques de type :

- ☐ **a.** immunosuppressive
- ☐ **b.** hypoglycémiante
- ☐ **c.** hypolipémiante
- ☐ **d.** anti-inflammatoire
- ☐ **e.** antiallergique

85. Parmi les contre-indications absolues des anti-inflammatoires non stéroïdiens (AINS), vous retenez :

- ☐ **a.** l'insuffisance hépatocellulaire sévère
- ☐ **b.** l'ulcère gastroduodénal évolutif
- ☐ **c.** l'insuffisance rénale fonctionnelle
- ☐ **d.** les antécédents d'ulcère
- ☐ **e.** l'âge supérieur à 70 ans

86. Concernant la prise d'AINS et les informations à donner au patient, vous retenez que le traitement :

- ☐ **a.** est à visée préventive
- ☐ **b.** est à prendre le soir
- ☐ **c.** nécessite de réduire l'apport sodé alimentaire
- ☐ **d.** sera arrêté de façon progressive si les doses sont importantes ou au long cours
- ☐ **e.** peut être associé à un médicament hypokaliémiant

87. Parmi les médicaments suivants, lesquels sont des antalgiques de palier II ?

- ☐ **a.** paracétamol
- ☐ **b.** morphine
- ☐ **c.** tramadol
- ☐ **d.** ibuprofène
- ☐ **e.** codéine

88. Dans le cadre de la limitation des douleurs provoquées par les soins, il est possible d'utiliser des anesthésiques locaux. Ces derniers agissent par :

- ☐ **a.** l'interruption de la conduction nerveuse
- ☐ **b.** l'interruption des fibres musculaires
- ☐ **c.** leurs effets sur les récepteurs μ (mu)
- ☐ **d.** leurs effets sur les récepteurs δ (delta)
- ☐ **e.** leurs effets sur les récepteurs κ (kappa)

89. L'antidote d'une intoxication aiguë au paracétamol est :

- ☐ **a.** la naloxone
- ☐ **b.** la N-acétylcystéine
- ☐ **c.** le flumazénil
- ☐ **d.** le glucagon
- ☐ **e.** le sulfate de protamine

90. Lors d'une intoxication aiguë aux opiacés, on retrouve parmi les signes cliniques :

- ☐ **a.** une mydriase
- ☐ **b.** une bradypnée
- ☐ **c.** une tachycardie
- ☐ **d.** une hypotension artérielle
- ☐ **e.** des troubles de la conscience

91. Lors d'une administration continue de chlorhydrate de morphine, la surveillance porte sur la recherche d'effets indésirables parmi lesquels :

- ☐ **a.** une somnolence
- ☐ **b.** une diarrhée
- ☐ **c.** une accoutumance
- ☐ **d.** une prise de poids
- ☐ **e.** des nausées

92. Parmi les agents cytotoxiques ci-dessous, lesquels n'ont pas d'action directe sur l'ADN ?

- ☐ **a.** Les agents alkylants et apparentés
- ☐ **b.** Les agents intercalants
- ☐ **c.** Les agents scindants
- ☐ **d.** Les antimétabolites
- ☐ **e.** Les inhibiteurs des topo-isomérases

93. Lors de la manipulation de traitements antinéoplasiques, l'infirmier(ère) peut être contaminé(e) par voie :

- ☐ **a.** parentérale
- ☐ **b.** cutanée
- ☐ **c.** respiratoire
- ☐ **d.** digestive
- ☐ **e.** l'ensemble des voies précitées

94. Les caractéristiques des effets indésirables des chimiothérapies sont les suivants, à l'exception d'un seul :

- ☐ **a.** irréversibles
- ☐ **b.** dose-dépendants
- ☐ **c.** voie d'administration-dépendants
- ☐ **d.** immédiats
- ☐ **e.** retardés

95. Parmi les effets indésirables de l'hormonothérapie, vous retenez :

- ☐ **a.** bouffées de chaleur
- ☐ **b.** augmentation de la libido
- ☐ **c.** augmentation de la masse osseuse
- ☐ **d.** perte de poids
- ☐ **e.** irritabilité

96. Les chimiothérapies peuvent induire une aplasie médullaire par le blocage de l'activité de la moelle osseuse. Celle-ci se caractérise par :

- ☐ **a.** une polyglobulie
- ☐ **b.** une neutropénie
- ☐ **c.** une baisse des réticulocytes
- ☐ **d.** une hyperleucocytose
- ☐ **e.** une thrombopénie

97. Les hypolipémiants sont indiqués dans le traitement des :

- ☐ **a.** hyperbilirubinémies
- ☐ **b.** hyperprotidémies
- ☐ **c.** hypercholestérolémies
- ☐ **d.** hypertriglycéridémies
- ☐ **e.** hyperlipidémies

98. Il existe quatre types différents d'insuline qui se différencient par leur durée d'action. Il s'agit des insulines d'action :

- ☐ **a.** ultra-rapide
- ☐ **b.** ultra-lente

- [ ] **c.** intermédiaire
- [ ] **d.** lente
- [ ] **e.** rapide

99. Les biguanides sont indiqués, en première intention, dans le traitement du diabète de type 2 (non insulino-dépendant). Selon vos connaissances, la métformine (Glucophage®) :

- [ ] **a.** provoque une augmentation de poids
- [ ] **b.** est contre-indiqué avec l'utilisation d'insuline
- [ ] **c.** agit sur la sécrétion d'insuline
- [ ] **d.** est excrétée par les reins
- [ ] **e.** doit être interrompue avant une intervention chirurgicale

100. Quels sont les effets indésirables des statines (traitement hypolipémiant) ?

- [ ] **a.** troubles musculaires
- [ ] **b.** hypoglycémie
- [ ] **c.** élévation du *low density lipoprotein* (LDL)-cholestérol
- [ ] **d.** élévation des transaminases
- [ ] **e.** hypertension

101. Concernant l'équilibre glycémique, l'indicateur biologique permettant de surveiller l'efficacité du traitement et les variations glycémiques est :

- [ ] **a.** l'insulinémie
- [ ] **b.** l'acétonurie
- [ ] **c.** la glycémie
- [ ] **d.** l'hémoglobine glyquée
- [ ] **e.** la micro-albuminurie

102. Concernant les particularités de l'administration des médicaments chez les nouveau-nés, vous retenez que :

- [ ] **a.** la voie intramusculaire doit être privilégiée
- [ ] **b.** les médicaments ne diffusent pas dans le SNC
- [ ] **c.** le volume de distribution des médicaments est augmenté
- [ ] **d.** le passage systémique des médicaments administrés par voie cutanée est diminué
- [ ] **e.** la demi-vie plasmatique d'élimination des médicaments est augmentée

103. Concernant l'administration des médicaments chez les personnes âgées, la HAS définit quatre familles de médicaments les plus à risque. Il s'agit des :

- [ ] **a.** antibiotiques
- [ ] **b.** diurétiques
- [ ] **c.** psychotropes
- [ ] **d.** anticoagulants
- [ ] **e.** anti-inflammatoires

104. Dans le cadre de l'urgence pédiatrique, la voie d'administration privilégiée chez le nourrisson et l'enfant en bas âge est :

- ☐ **a.** la voie rectale
- ☐ **b.** la voie intramusculaire
- ☐ **c.** la voie sous-cutanée
- ☐ **d.** la voie intraveineuse
- ☐ **e.** la voie intra-osseuse

105. Chez la personne âgée, les modifications de la pharmacocinétique sont liées à :

- ☐ **a.** une augmentation de l'évacuation gastrique
- ☐ **b.** une fonction rénale diminuée
- ☐ **c.** une fonction hématique augmentée
- ☐ **d.** une mobilité intestinale réduite
- ☐ **e.** une masse musculaire augmentée

106. L'ANSM recommande de réaliser une surveillance régulière de toute personne âgée polymédiquée. Sur le plan clinique, les éléments à surveiller sont :

- ☐ **a.** la taille
- ☐ **b.** le poids
- ☐ **c.** la pression artérielle
- ☐ **d.** la fréquence cardiaque
- ☐ **e.** l'ensemble de ces éléments

RÉPONSES AUX QCM

62 – a., e.

Le mode d'action principal des antibiotiques consiste à inhiber certaines fonctions indispensables à la vie cellulaire : l'inhibition peut porter sur la synthèse de la membrane bactérienne ou de la membrane cytoplasmique, la synthèse de l'ADN, la synthèse protéique, le métabolisme de certaines vitamines, acide folique, etc.

63 – c., d., e.

Un traitement probabiliste est mis en place quand le médecin connaît le site de l'infection : il choisit donc de mettre en place un traitement avec l'antibiotique connu comme le plus efficace sur le germe potentiellement en cause. Il tient compte des signes cliniques et de l'état du patient et poursuit le traitement tant qu'un germe n'est pas identifié. La surveillance du traitement probabiliste repose sur la surveillance des signes cliniques et l'amélioration de l'état clinique général du patient.

64 – b., c., d., e.

À l'état naturel, il existe des formes de résistances bactériennes. Depuis plusieurs années, une résistance acquise s'est développée et s'est adaptée aux antibiotiques donnés. Cette résistance peut concerner un seul antibiotique ou plusieurs. Les risques sont :

- l'échec du traitement mis en place ;
- la survie de la bactérie qui peut proliférer ;
- une transmission à d'autres patients ou d'autres structures médico-soignantes.

Ces bactéries sont appelées des bactéries multirésistantes (BMR) et peuvent être responsables d'épidémies au sein des services de soin. Selon la HAS, les trois familles d'antibiotiques principalement source de résistance sont : l'association amoxicilline-acide clavulanique, les céphalosporines de 3e génération et les fluoroquinolones.

Source : HAS. « Principes généraux et conseils de prescription des antibiotiques en 1er recours ».

65 – a., d.

En fonction de la famille d'antibiotique, les effets indésirables des antibiotiques sont variables ; toutefois, deux effets sont communs et connus : les réactions allergiques et les troubles digestifs. Ces effets sont dus à l'action spécifique des antibiotiques, en particulier sur la membrane cellulaire et le fonctionnement de la cellule. Les effets indésirables sont le plus souvent dose-dépendants mais dépendent également largement de l'état physiologique du patient.

Sources : VIDAL en ligne, et www.ansm.fr.

66 – a., b., c.

Le suivi clinique et paraclinique d'un traitement antibiotique est justifié en raison de son activité spécifique sur la cellule, en particulier sur la membrane et la synthèse protéique et ADN, le suivi de l'action d'un antibiotique. Chaque famille d'antibiotique a ses propres activités et risques spécifiques, il convient donc d'adapter le suivi sanguin.

Toutefois, tous les antibiotiques ont un potentiel allergique fort, ce qui impose la plus grande vigilance quant au dépistage des signes d'allergie et la surveillance clinique repose sur son efficacité : diminution de la fièvre, des signes cliniques spécifiques d'infection de manière générale.

67 – b., d., e.

Un psychotrope agit sur le SNC en modifiant la perception, les sensations, la conscience et l'humeur. Ils agissent sur la fonction neuronale en modulant la quantité de neurotransmetteurs libérés au niveau de la fente synaptique. Cette libération se réalise à travers la membrane cellulaire, via des canaux spécifiques.

Les neurotransmetteurs concernés sont la sérotonine, la dopamine et l'adrénaline.

68 – a., b.

Parmi les anxiolytiques, les benzodiazépines sont utilisées pour les troubles anxieux, qui peuvent être présents dans de nombreuses pathologies. Toutes les benzodiazépines sont connues pour leurs effets anxiolytique, sédatif, myorelaxant et anticonvulsivant, même si ces actions sont très variables en fonction des individus. Leur effet est durable et oblige le patient à une diminution progressive des doses pour éviter un syndrome de sevrage.

69 – b.

La Commission de la transparence de la HAS a reconnu que « les benzodiazépines ont un intérêt thérapeutique limité » (communiqué de presse du 24 juillet 2014). En complément de la baisse du remboursement, la HAS se dit « contre le renouvellement systématique des prescriptions d'hypnotiques ». Elle rappelle que la durée de prescription est limitée à quatre semaines et que le renouvellement systématique ne doit pas être la règle puisque la meilleure efficacité de ces produits se situe à court terme, entre 8 à 12 semaines (communiqué de presse du 29 juin 2015).

70 – a., c.

Les effets indésirables neurologiques d'un traitement neuroleptique peuvent être :

- précoces (dans les premières heures du traitement) :
  - la dyskinésie aiguë se manifeste par une hyperextension du cou, une protusion de la langue, un trismus et des spasmes des membres),
  - le syndrome parkinsonien regroupe à la fois des tremblements, une rigidité, une akinésie (...),
  - une incapacité à garder une position (akathisie),
- tardives (après plusieurs mois de traitement) :
  - la dyskinésie tardive, en particulier avec des mouvements involontaires,
  - des crises épileptiques.

La surveillance IDE portera donc en partie sur le dépistage de ces troubles.

71 – b., c.

Les thymorégulateurs sont prescrits en cas de trouble bipolaire (alternance d'épisodes maniaques et dépressifs). Ils permettent de réguler l'humeur et donc de réduire la fréquence des crises et d'en diminuer l'importance.

Parmi les effets indésirables, on peut citer les plus communs : troubles digestifs, tremblements, éruption cutanée. La surveillance par un bilan sanguin régulier est indispensable afin de vérifier que la dose circulante est incluse dans la marge thérapeutique efficace. Les effets indésirables sont nombreux et dépendent largement de la concentration sanguine en produit actif.

72 – a., b., c.

Les anticoagulants sont des produits qui vont interagir avec les différentes étapes physiologiques de l'hémostase. Ils font partie de la famille des antithrombotiques, mais ne détruisent pas le thrombus. Ils servent à prévenir le risque de formation, de migration du thrombus et évitent son extension. Ils n'ont aucun effet direct sur les facteurs de la coagulation.

73 – a., d.

Les nouveaux anticoagulants oraux (NACO) inhibent directement l'action des facteurs Xa et IIa de la coagulation. Ils sont présentés sous forme de gélules qui ne doivent jamais être ouvertes avant l'administration car cela risque d'augmenter dangereusement la dose administrée.

En raison de leur marge thérapeutique large, il n'est pas recommandé de l'administrer pendant la grossesse. En revanche, cette même marge permet d'avoir une dose fixe pour chaque pathologie et fixe dans le temps.

74 – a., c., e.
Le relais entre héparine intraveineuse et anticoagulant par voie orale ne peut se faire qu'après une période durant laquelle le patient prendra les deux traitements, période qui peut durer de trois à six jours. Le relai est guidé par la mesure du taux d'INR qui permet de définir le niveau d'anticoagulation. La valeur cible recherchée se situe entre 2 et 3 ($2 \leq INR \leq 3$). Il faut au moins deux résultats de suite avec la valeur cible de l'INR pour envisager l'arrêt définitif de l'héparine.
75 – b., d., e.
Les AVK agissent sur la synthèse de quatre facteurs de coagulation (II, VII, IX et X) vitamine K-dépendants et de deux inhibiteurs de la coagulation (protéines C et S) en empêchant la synthèse de la vitamine K, indispensable à l'activité des facteurs de coagulation vitamine K-dépendants.
Les principaux effets indésirables sont donc liés à des perturbations de la coagulation : des accidents hémorragiques, des diarrhées (en lien avec la vascularisation du tube digestif) et des atteintes hépatiques (puisque le foie est le lieu de la synthèse de la vitamine K).
76 – b., d.
Prescrite par le médecin, la surveillance biologique doit être au minimum quotidienne en début de traitement, par la mesure du TCA qui doit être de 1,5 à 3 fois plus élevé que le temps témoin.
La réalisation hebdomadaire d'une NFS permet de dépister une thrombopénie induite par le traitement.
77 – a., b., e.
Le remplissage vasculaire en urgence nécessite deux voies veineuses de qualité. Trois produits peuvent être utilisés par voie parentérale en raison de la rapidité d'action attendue :

- les cristalloïdes : ringer lactate, sérum soluté isotonique ;

les colloïdes : naturels (albumine) ou de synthèse (gélatines, hydroxy-éthylamidons [HEA]) ;

- les produits sanguins : sang total ou éléments figurés.

Les autres produits ne sont pas utilisés car leur pouvoir d'expansion et leur demi-vie d'élimination ne sont pas suffisants pour restaurer et conserver une volémie efficacement suffisante, dans une situation d'urgence.
78 – c., e.
L'adrénaline est naturellement présente dans l'organisme. Elle a été synthétisée pour l'utiliser dans les situations d'urgence vitale afin d'améliorer le passage de l'influx nerveux et d'améliorer la réponse de l'organisme en cas de choc allergique et d'arrêt cardiorespiratoire.
Pour ces deux pathologies, l'adrénaline représente le traitement, pour son action à la fois tonicardiaque et vasoconstrictrice.
79 – b., c.
En raison de ses actions spécifiques, l'adrénaline a des effets complexes sur les organes cibles, en particulier par une action vasoconstrictrice. Elle est déconseillée en association avec les antidépresseurs (risque de trouble du rythme), certains antihypertenseurs (risque de pic hypertensif délétère).

80 – a., b., e.
Un médicament parasympatholytique empêche l'activité du système parasympathique, car il est un antagoniste des récepteurs muscariniques de l'acétylcholine.
Ses effets pharmacodynamiques sont :
- à faible dose : action inotrope, chronotrope, bathmotrope, dromotrope négatives, vasoconstriction périphérique, baisse du débit cardiaque ;
- à forte dose : action inotrope, chronotrope, bathmotrope, dromotrope positives, augmentation du débit cardiaque.

81 – a., c.
La pose d'un traitement transdermique est à faire strictement sur peau saine, sèche et à des horaires précis pour respecter la délivrance du produit actif. Idéalement, la peau doit également être glabre (s'il existe des poils, préférer la coupe au ciseau, éviter le rasage) et il faut varier les lieux de pose. Il est indispensable de retirer l'ancien patch avant de poser le nouveau, de vérifier la tolérance cutanée à l'adhésif et au médicament.
D'un point de vue technique, un patch ne doit pas être découpé, rien ne doit être écrit dessus. Il ne doit pas être soumis au soleil et jamais mis dans un scanner ou une imagerie par résonance magnétique (IRM).

82 – a., c.
Les AINS ont de multiples propriétés : antalgique, antipyrétique, anti-inflammatoire, antiagrégant plaquettaire et certains ont, en outre, une action sur le métabolisme urique.

83 – e.
Les AINS sont des inhibiteurs de la cyclo-oxygénase (COX) : la COX-1 dite « constitutive » (présente physiologiquement dans tous les tissus, son inhibition est responsable des effets indésirables et de l'effet antiagrégant plaquettaire) et la COX-2 dite « inductible » du fait de l'inflammation et qui produit des prostaglandines pro-inflammatoires.

84 – a., d., e.
Les anti-inflammatoires stéroïdiens (AIS), appelés également corticoïdes ou glucocorticoïdes, ont une action plus puissante que les AINS. Outre leur action anti-inflammatoire, immunosuppressive et antiallergique, l'administration d'AIS entraîne une action hyperglycémiante (par la transformation des protides en glucides), hyperlipémiante (par augmentation de la synthèse hépatique des triglycérides), un hypercatabolisme des protides, une rétention hydrosodée (pouvant expliquer le risque d'œdème) ou encore une hypersécrétion de l'acide chlorhydrique stomacale avec un risque d'ulcère.

85 – a., b.
Selon les recommandations de l'ANSM, tous les AINS sont contre-indiqués en cas d'ulcère gastroduodénal évolutif, d'antécédents d'ulcère peptique ou d'hémorragie récurrente (constituée d'au moins deux épisodes), d'insuffisance hépatocellulaire sévère, d'antécédents de saignement ou de perforation digestifs survenus sous AINS, d'insuffisance cardiaque sévère, d'insuffisance rénale sévère ou encore dès le 6e mois de grossesse. Dans d'autres cas (âge, antécédent

de lésion gastro-intestinale, maladie intestinale, autres troubles cardiovasculaires, etc.), le médecin prescripteur doit évaluer – lors de la prescription – le bénéfice/risque pour le patient.

86 – c., d.

Les AINS sont des traitements symptomatiques (en limitant les réactions organiques) ou curatifs (telle la corticothérapie substitutive pour pallier un dysfonctionnement des glandes surrénales). Bien qu'il puisse être pris en deux prises, si possible, le traitement doit être pris le matin car celui-ci peut majorer le risque d'agitation et d'insomnie. Afin d'éviter les effets « rebonds » (réapparition brutale et augmentée des symptômes), il faut diminuer progressivement les doses (réduction de 10 % tous les 8 à 15 jours en moyenne). Enfin, parmi les effets indésirables, on retrouve l'hypokaliémie, nécessitant parfois une complémentation en potassium.

87 – c., d.

La classification des antalgiques est constituée de trois paliers : ceux du palier I sont destinés à des douleurs faibles à modérées, ils ont une analgésie périphérique non morphinique (il s'agit principalement du paracétamol et des AINS de type ibuprofène) ; ceux du palier II rassemblent les antalgiques centraux ou opioïdes faibles (de type codéine, tramadol) pour des douleurs modérées à sévères, associés ou non avec des antalgiques de palier I ; ceux du palier III réunissent les antalgiques opioïdes forts avec des agonistes purs (morphine, fentanyl, etc.) et des agonistes mixes (nalbuphine, etc.) pour les douleurs très sévères ou rebelles.

88 – a.

Les anesthésiques locaux, comme la dénomination l'indique, agissent sur un territoire prédéterminé dans la prévention et/ou le traitement de la douleur. Du fait de leur injection, le plus souvent au contact d'un nerf ou d'une muqueuse, ils permettent – de façon transitoire et réversible – l'interruption de la conduction nerveuse. À noter qu'une toxicité aux anesthésiques locaux existe. Celle-ci dépend de la dose infiltrée, d'un éventuel passage en intravasculaire ou encore de la vitesse d'injection.

Les récepteurs μ (mu), δ (delta) et κ (kappa) sont des récepteurs opioïdes.

89 – b.

Le paracétamol est antalgique et antipyrétique. Malgré que le mécanisme d'action ne soit pas encore bien connu, nous savons qu'il est essentiellement métabolisé au niveau du foie (via la glucuro- et sulfoconjugaison) et excrété au niveau des urines (90 % de la dose). Une petite partie (< 4 %) est métabolisée par le cytochrome P450 et transformée en un métabolite hépatotoxique appelé N-acétyl-p-quinonimine (NAPQI). Celui-ci est rapidement détoxifié par le glutathion et éliminé dans les urines. En cas de surdosage, il reste de la NAPQI libre dont la toxicité pour le foie est très élevée (nausées, vomissements, douleurs abdominales pouvant aller jusqu'à l'insuffisance hépatocellulaire grave). La N-acétylcystéine permet de restaurer les réserves en glutathion pour neutraliser l'excès de NAPQI.

Les autres antidotes : la naloxone (pour les opiacés), le flumazénil (pour les benzodiazépines), le glucagon (pour les bêtabloquants) et le sulfate de protamine (pour le surdosage en héparine).

90 – b., d., e.

La consommation d'opiacés (morphine, héroïne, codéine, méthadone et buprénorphine) à haute dose peut entraîner des effets indésirables pouvant aller jusqu'à une dépression respiratoire d'origine centrale conduisant, en l'absence de suppléance, à la mort. Les signes cliniques sont : troubles de la conscience, bradypnée, myosis, bradycardie et hypotension artérielle. Le traitement réside en une oxygénothérapie à 15 l/min associée à l'administration d'un antidote des récepteurs aux opioïdes (la naloxone) en titration puis entretien.

91 – a., c., e.

La morphine (chlorhydrate ou sulfate) est un opioïde à effet central, indiqué pour les douleurs intenses et/ou rebelles aux antalgiques de niveau plus faible, dont l'action est dose-dépendante. Afin d'éviter le surdosage, il ne faut pas administrer de morphine par deux voies différentes (orale, parentérale, etc.) de façon simultanée. Les principaux effets indésirables sont nausées et vomissements en début de traitement puis un risque de confusion, de somnolence, de constipation et d'accoutumance psychique.

92 – d.

Les antimétabolites interfèrent au niveau de la synthèse des constituants de l'ADN – et non directement sur l'ADN – grâce au blocage des enzymes nécessaires à la synthèse des puriques et pyrimidiques qui interviennent dans la synthèse des acides nucléiques. L'absence de ces derniers entraîne un blocage de la réplication cellulaire.

Les agents alkylants et apparentés (par le remplacement d'un hydrogène par un groupement alkyle), les agents intercalants (en se plaçant dans les sillons de l'ADN), les agents scindants (en fragmentant l'un des brins grâce à la formation de radicaux libres) et les inhibiteurs des topo-isomérases (par l'inhibition d'enzymes) agissent directement sur l'ADN ou les enzymes associées.

93 – b., c., d.

Les médicaments cytotoxiques, qui interfèrent dans la synthèse de l'ADN, s'attaquent à l'ensemble des cellules, qu'elles soient saines ou malades. L'exposition professionnelle peut survenir lors de l'ensemble des étapes du circuit du médicament : préparation (reconstitution, emballage), transport, administration (pose, dépose), soins, élimination (excrétas, linge, etc.). La voie de contamination sont la voie cutanée, puis digestive et respiratoire. Face à ce risque, l'infirmier(ère) doit se protéger lors de la manipulation de cytotoxiques à l'aide de gants nitrile ou latex (à changer toutes les 30 minutes), d'une surblouse à manches longues, de lunettes de protection, et – en cas de risque respiratoire – d'un masque FFP2 ou FFP3. Une réflexion institutionnelle doit être menée sur le traitement du linge et des déchets.

94 – a.
Les effets indésirables sont nombreux lors de l'administration d'une chimiothérapie puisque la dose thérapeutique et la dose toxique sont très proches. Leur apparition est influencée par la dose et la voie d'administration. Les effets indésirables peuvent être immédiats (nausées, vomissements, diarrhée, asthénie, etc.) ou retardés (troubles neurologiques, cardiaques, etc.). Les troubles sont réversibles lorsque le traitement est arrêté mais une surveillance de l'ensemble des fonctions (cardiaque, rénale, etc.) est nécessaire.
95 – a., e.
Certaines tumeurs sont hormonosensibles. L'hormonothérapie permet, en complément de l'acte chirurgical, de stabiliser l'évolution de la maladie ou – si celle-ci a été traitée – de réduire le risque de récidive. Le traitement permet de bloquer la production hormonale ou d'empêcher leur action au niveau de la tumeur. Mais, comme tout traitement, l'hormonothérapie a des effets indésirables parmi lesquels : bouffées de chaleur, troubles de l'érection, baisse de la libido, prise de poids, diminution de la masse osseuse (ostéoporose), gonflement et sensibilité de la poitrine (gynécomastie) et irritabilité.

Source : www.e-cancer.fr.

96 – b., c., e.
Selon la HAS, l'aplasie médullaire se définit comme « une insuffisance médullaire quantitative, secondaire à la disparition complète ou partielle du tissu hématopoïétique, sans prolifération cellulaire anormale ». Elle se caractérise par une diminution des réticulocytes, des neutrophiles et des plaquettes. Elle peut entraîner un syndrome anémique, infectieux et hémorragique.
97 – c., d., e.
Il existe deux grandes classes de médicaments hypolipémiants : les statines et les fibrates. Ils viennent en complément de mesures diététiques et interviennent dans les préventions primaire et secondaire des maladies cardiovasculaires. Une fois installés, ils doivent être poursuivis au long cours.
98 – a., c., d., e.
Les insulines ultrarapides doivent être injectées juste avant le repas et ont une durée d'action de deux à quatre heures (elles se rapprochent le plus de la physiologie normale du patient non diabétique), les insulines rapides sont injectées une quinzaine de minutes avant les repas et agissent entre quatre et six heures. Les insulines intermédiaires agissent sur une durée de 10 à 16 heures, tandis que les insulines lentes sont prévues de couvrir les besoins quotidiens (20 à 24 heures).
99 – d., e.
La metformine est absorbée au niveau de l'intestin grêle et excrétée au niveau rénal. De ce fait, la posologie doit être adaptée en fonction du débit de filtration glomérulaire. C'est un médicament normoglycémiant qui n'agit pas sur la sécrétion d'insuline. Il peut être prescrit (à partir de 10 ans) seul, en complément de l'insuline ou en association avec d'autres antidiabétiques oraux. Parmi les pharmacodynamiques, les études ont montré une stabilité pondérale ou une modeste perte de poids. Le traitement doit être stoppé avant une intervention chirurgicale et ne peut être repris qu'après 48 heures ou une reprise alimentaire.

100 – a., d.
Les statines permettent de diminuer le cholestérol dans le sang (l'inverse de la réponse c.). Les principaux effets indésirables sont des troubles musculaires de type douleurs, faiblesse ou crampes musculaires. Il est donc important d'interroger, notamment en début de traitement, le patient et de contrôler biologiquement la créatine phosphokinase (CPK). Il est à noter que l'ANSM a émis une vigilance sur le risque de survenue de diabète de type 2 avec l'emploi des statines : « Cette augmentation de survenue de diabète de type 2 ne remet pas en cause le rapport bénéfice/risque de cette classe thérapeutique dans la prévention des complications cardiovasculaires chez les sujets à risque, diabétiques ou non diabétiques à l'initiation du traitement. »
101 – d.
Le glucose se fixant sur l'hémoglobine, contenu dans les globules rouges, l'hémoglobine glyquée est l'indicateur biologique permettant d'avoir un reflet de l'équilibre glycémique dans les six à huit semaines précédant le dosage. Au quotidien, pour avoir la valeur instantanée de l'état glycémique, le dosage d'une glycémie peut être réalisé.
102 – c., d.
On parle de nouveau-né pour un enfant né à terme jusqu'au 28e jour de vie. À cet âge, la couche cutanée est très fine (ce qui augmente le passage des médicaments), la masse musculaire peu développée (d'où la voie intramusculaire à proscrire), la barrière hématoencéphalique immature (d'où une diffusion plus importante des médicaments dans le SNC). En revanche, le tissu adipeux est moindre alors que l'eau totale et extracellulaire sont augmentées (d'où un volume de distribution des médicaments augmenté). Aussi, la prescription de médicaments doit toujours être exprimée en poids ou au regard de la surface corporelle du nouveau-né.
103 – b., c., d., e.
Il ne s'agit pas tant de la confusion entre les médicaments ou de l'observance relative à la prise de ces derniers mais des conséquences de leur prise. En effet, ces médicaments doivent être adaptés à l'état physique et aux conditions de vie du patient. Ainsi, la dose de diurétiques devra être diminuée en période de canicule, la mise en cause d'un psychotrope devra être recherchée lors d'une chute, etc.

Source : https://www.has-sante.fr/portail/upload/docs/application/pdf/2014-10/fpcs_prescription_web.pdf.

104 - e.
La pose d'un abord veineux est plus difficile en pédiatrie que chez les adultes. C'est pour cela que, en dehors de l'urgence, la voie orale est à privilégier ou, à défaut, la voie rectale (dont les effets médicamenteux sont superposables à la voie intraveineuse) ou la voie sous-cutanée (mais la résorption cutanée peut être plus importante). En revanche, du fait d'une faible masse musculaire (entraînant une résorption réduite et aléatoire) et des douleurs engendrées, la voie intramusculaire doit être évitée. Ainsi, la seule voie d'urgence – d'une mise en place facile et rapide – est la voie intra-osseuse.

105 – b., d.

Les modifications de la pharmacocinétique apparaissent, chez la personne âgée, à tous les niveaux : résorption (l'évacuation gastrique ralentie, le pH augmente, la mobilité intestinale diminue), distribution (la répartition entre les différents compartiments – graisse, tissus, os, liquide – est modifiée), métabolisme (les fonctions hépatiques et rénales sont diminuées), et élimination (la fonction rénale est diminuée).

106 – b., c., d.

La taille sert, éventuellement avec le poids, à calculer la surface corporelle mais les éléments principaux de surveillance sont le poids, car le risque de dénutrition est plus élevé chez la personne âgée, la pression artérielle à la recherche d'une hypotension orthostatique et la fréquence cardiaque.

ENTRAÎNEZ-VOUS AVEC DES QROC

107. Définissez ce qu'est un antibiotique puis citez les différents mécanismes d'action des antibiotiques.

....

....

....

....

....

....

....

....

108. Expliquez l'intérêt, le principe et l'utilité d'un antibiogramme.

....

....

....

....

....

....

....

....

109. Citez les trois effets attendus des neuroleptiques et expliquez les effets attendus en quelques mots.

....

....

....

....

....

....

....

....

110. Les psychotropes sont des substances qui agissent sur le SNC généralement classés en cinq catégories.
À l'aide du tableau ci-dessous, rangez chaque spécialité dans la colonne correspondante.
Atarax®, Largactil®, Nozinan®, Prozac®, Tégrétol®, Théralène®, Téralithe®, Tranxène®, Stablon®, Valium®

Antidépresseurs	....
Antihistaminique	....
Benzodiazépines	....
Neuroleptiques	....
Thymorégulateurs	

111. Citez et explicitez les trois phases de l'hémostase.

....

....

....

....

....

....

....

....

112. Citez les éléments indispensables que doit comporter l'éducation thérapeutique du patient sous traitement anticoagulant pour thrombose veineuse profonde.

....

....

....

....

....

....

....

....

113. Le chariot d'urgence comprend plusieurs familles de médicaments. Pour ceux de la liste ci-dessous, les classer en fonction de leur famille respective.

Adalate®, adrénaline, Bricanyl®, Cordarone®, dobutamine, Hypnovel®, Lenitral®, Lidocaïne®, noradrénaline, Valium®,Ventoline®

Catécholamines	
Vasoconstricteurs	
Antiarythmiques	
Bronchodilatateurs	
Anxiolytiques	

114. Pour la prise en charge d'une détresse circulatoire, un accès veineux est indispensable pour l'administration des thérapeutiques adéquates. En cas d'échec de pose de la voie veineuse chez l'adulte, citez les voies veineuses d'urgence possibles.

....

....

....

....

....

....

....

....

115. Citez les effets indésirables et les contre-indications des AINS ? Explicitez votre réponse.

....

....

....

....

....

....

....

....

116. À quelle famille thérapeutique appartiennent les corticoïdes ? Quelles sont les propriétés de ces médicaments ?

....

....

117. L'OMS a déterminé trois paliers d'antalgiques. Quelles sont les caractéristiques de ces paliers ? Complétez le tableau ci-dessous.

Palier	Intensité de la douleur	Groupe	Famille de médicament
			Morphine ou dérivé morphinique
		Antalgique opiacé faible	
	Faible à modérée		

118. Citez les effets indésirables de la morphine au moment de l'instauration du traitement. En cas de surdosage, quel est l'antidote à utiliser ?

119. Les médicaments antinéoplasiques ont plusieurs effets indésirables parmi lesquels sont connus un risque d'alopécie, de mucite, de stomatite ou encore d'aplasie médullaire. Définissez ces différents termes.

120. Quelles sont les précautions de protection individuelle à prendre lors de l'administration ou de l'élimination des déchets de perfusion contenant des médicaments cytotoxiques ?

....

....

....

....

....

....

....

....

121. Expliquez le mode d'action des sulfamides hypoglycémiants et citez les deux principaux effets indésirables de ces médicaments.

....

....

....

....

....

....

....

....

122. Quelles sont les indications et les contre-indications de la simvastatine (Zocor®) ?

....

....

....

....

....

....

....

....

123. Citez les facteurs favorisant la survenue d'événements indésirables médicamenteux chez la personne âgée. Quelles mesures peuvent être prises pour les éviter ?

....

....

....

....

....

....

....

....

124. Définissez les termes : effet tératogène, effet fœto-toxique, effet néonatal. Que signifient les logos ?

Effet tératogène : ....

....

Effet fœto-toxique : ....

....

Effet néonatal : ....

....

....

....

....

....

RÉPONSES AUX QROC

107

Un antibiotique est un produit qui a une action sur les bactéries : antibactérien. C'est une substance naturelle ou de synthèse capable de détruire une bactérie ou d'en empêcher l'action : il permet donc de lutter contre les infections causées par les bactéries.

Chaque antibiotique a un spectre défini, c'est-à-dire les types de bactéries sur lesquelles il agit. Ce spectre peut être étroit ou large, mais se modifie régulièrement en fonction des résistances qui apparaissent ou de la variabilité des types de bactéries.

Ses actions sont principalement de deux types :
- par inhibition du fonctionnement de la bactérie : modification de la membrane, de la synthèse des protéines et/ou de l'ADN ;
- par modification du métabolisme de la bactérie.

108

En cas d'infection avérée, le médecin met en place un traitement antibiotique probabiliste.

La réalisation d'un prélèvement sur le site de l'infection – avant la mise en place de tout traitement antibiotique – permet d'identifier le germe responsable et de tester la sensibilité d'une souche bactérienne que l'on expose à plusieurs antibiotiques.

Le laboratoire réalise ensuite une culture des bactéries sur un milieu riche puis place ces bactéries au contact de différents antibiotiques : l'observation de l'évolution de la culture permettra de déterminer si la bactérie est sensible à l'antibiotique (qui la détruit) ou résistante.

Avec ces résultats, le médecin peut adapter le traitement antibiotique en utilisant la famille thérapeutique qui offre la meilleure sensibilité.

Pour une meilleure efficacité, le médecin peut choisir d'associer deux ou trois antibiotiques efficaces.

109

Les trois effets attendus des neuroleptiques sont :
- un effet désinhibiteur : les neuroleptiques vont permettre une reprise des activités car le patient sera moins replié sur lui-même et moins passif. Il reprendra des initiatives, pourra développer une meilleure communication avec autrui et, ainsi, mieux interagir avec son environnement ;
- un effet antipsychotique par une réduction des hallucinations et des périodes de délires ;
- un effet sédatif par une réduction de l'activité cérébrale qui va permettre de réduire la charge mentale immédiate, de diminuer la tension nerveuse et donc d'agir sur les angoisses qui naissent de cette surcharge cérébrale.

110

Antidépresseurs	Prozac®, Stablon®
Antihistaminique	Théralène®, Atarax®
Benzodiazépines	Tranxène®, Valium®
Neuroleptiques	Largactil®, Nozinan®
Thymorégulateurs	Téralithe®, Tégrétol®

111

Les trois phases de l'hémostase sont :
- l'hémostase primaire : au niveau des cellules endothéliales vasculaire, une vasoconstriction immédiate des vaisseaux lésés va entraîner l'adhésion et l'agrégation des plaquettes (grâce au facteur de Willebrand, des prostaglandines et du fibrinogène). En trois à cinq minutes, l'hémostase primaire aboutit à la formation d'un clou plaquettaire fragile ;

- la coagulation : grâce à une cascade enzymatique de différents facteurs (en particulier les facteurs vitamine K-dépendants), la formation d'une fibrine aboutit à la formation du caillot fibrinoplaquettaire ;
- la fibrinolyse : 3e temps de l'hémostase, vise à empêcher l'extension du caillot et assure la destruction de la fibrine en sept à dix jours.

Les anticoagulants agissent sur les facteurs de coagulation en les activant.

112

Lors de la prise en charge d'une thrombose veineuse (oblitération d'une veine par un caillot sanguin), le traitement et la surveillance mis en place s'accompagnent d'une éducation thérapeutique du patient. Elle doit être mise en œuvre par une équipe pluridisciplinaire et porter sur :

- la connaissance des habitudes de vie du patient afin de les comprendre et d'en tenir compte : alimentation, rythme de vie, activités ludiques et sportives, etc. ;
- la connaissance et l'observance des traitements et examens et soins prescrits ;
- la connaissance des effets indésirables et des éléments de surveillance du traitement anticoagulant ;
- la prévention des récidives et la reconnaissance des comportements à risque.

113

Catécholamines	Adrénaline, noradrénaline, dobutamine
Vasoconstricteurs	Adalate®, Lenitral®
Antiarythmiques	Lidocaïne®, Cordarone®
Bronchodilatateurs	Ventoline®, Bricanyl®
Anxiolytiques	Hypnovel®,Valium®

114

Les voies veineuses d'urgence chez l'adulte sont :

- la voie intra-osseuse (tibiale ou sternale, rare) ;
- la voie intratrachéale ;
- la voie sublinguale.

115

Les AINS ont une triple action symptomatique : anti-inflammatoire, antalgique et antipyrétique.

Les principaux effets indésirables sont digestifs (épigastralgie, ulcère, perforation, hémorragie), cardiovasculaires et rénaux (hypertension artérielle, insuffisance rénale), allergiques (prurit, éruption cutanée) et hépatiques.

Pour ces raisons, il est recommandé de prescrire des AINS sur une durée la plus courte possible et au plus petit dosage.

Les AINS sont contre-indiqués chez les patients ayant un ulcère gastroduodénal évolutif, des antécédents d'ulcère peptique ou d'hémorragie récurrente (au moins deux épisodes objectivés), une insuffisance hépatocellulaire sévère, des antécédents de saignement ou de perforation digestifs survenus sous AINS, ou encore une insuffisance cardiaque ou rénale sévère. Les AINS sont également contre-indiqués chez les femmes enceintes.

116

Les corticoïdes sont des médicaments AIS qui ont des propriétés :

- anti-inflammatoires symptomatiques ;
- antiallergiques ;
- immunosuppressives.

117

L'OMS a déterminé trois paliers d'antalgiques.

Palier	Intensité de la douleur	Groupe	Famille de médicament
III	Très sévère	Antalgique opiacé fort	Morphine ou dérivé morphinique
II	Modérée à sévère	Antalgique opiacé faible	Codéine, tramadol
I	Faible à modérée	Antalgique non opiacé	Paracétamol, aspirine, AINS

118

La morphine est un opioïde fort utilisé pour le traitement des douleurs très sévères ou rebelles aux autres traitements. Ce médicament peut être utilisé en injections itératives ou continues. Les effets indésirables sont dose-dépendants. Lors de la mise en route du traitement, les plus fréquents sont la survenue d'une somnolence, d'une confusion, de nausées et/ou vomissements.

En cas de surdosage, il y a un risque de dépression respiratoire. Dans ce cas, il faut arrêter l'administration de morphine et préparer l'injection de l'antidote : la naloxone.

119

Les médicaments antinéoplasiques ont vocation à éviter la prolifération de cellules cancéreuses. Les effets indésirables sont multiples parmi lesquels des risques :

- d'alopécie : chute de la pilosité (poils et/ou cheveux) de manière temporaire ou définitive ;
- de mucite : inflammation des muqueuses recouvrant l'intérieur des cavités et viscères ;
- de stomatite : inflammation de la muqueuse buccale ;
- d'aplasie médullaire : diminution plus ou moins importante de la production des éléments figurés du sang au niveau de la moelle osseuse, pouvant aller jusqu'à la pancytopénie (diminution des trois lignées sanguines).

120

Les médicaments cytotoxiques sont utilisés dans les thérapies anticancéreuses. Ils peuvent avoir des actions mutagène, tératogène et cancérogène. Aussi, la préparation et l'administration de ces médicaments requiert des précautions particulières concernant les éléments de protection individuelle, à savoir :

- le port d'une blouse à manches longues et serrées au niveau des poignets ;
- le port de lunettes de protection ;
- le port d'un masque FFP2 ou FFP3 en cas de risque d'inhalation ;
- l'utilisation de gants en nitrile ou en latex, les changer toutes les 30 minutes, les retirer en les retournant afin d'éviter que la surface contaminée ne touche la peau saine et, enfin, à l'issue du geste, se laver les mains à l'eau et au savon.

121

Les sulfamides hypoglycémiants font partie de la prise en charge du diabète non insulino-dépendant (type 2) qui correspond à un déficit d'insulino-sécrétion. Ils agissent directement au niveau des cellules β du pancréas (îlots de Langerhans) par une fermeture des canaux potassiques (K-ATP). Leur stimulation provoque une augmentation de sécrétion d'insuline dite « endogène ».

Les deux effets indésirables principaux sont : une légère prise de poids (2 à 3 kg) et un risque d'hypoglycémie, notamment chez la personne âgée, les patients dénutris ou insuffisants rénaux.

122

La simvastatine (Zocor®) est une statine, c'est-à-dire un médicament hypolipémiant indiqué dans le traitement des hypercholestérolémies primaires ou dyslipidémies mixtes (en complément de régime) ainsi que le traitement des hypercholestérolémies familiales. Ce médicament est également indiqué pour prévenir la mortalité et la morbidité cardiovasculaire.

Les contre-indications sont l'allergie à la simvastatine ou l'un des excipients du médicament, une affection hépatique évolutive, la grossesse, l'allaitement ainsi que l'administration concomitante avec des puissants inhibiteurs du cytochrome P3A4.

123

Un événement indésirable médicamenteux, également appelé « événement iatrogène », est une réaction nocive et non voulue à un médicament ou le résultat d'un mésusage de ce dernier.

Il est favorisé par l'avancée en âge, les pathologies existantes, les modifications pharmacocinétiques et pharmacologiques des médicaments, la mauvaise observance, l'automédication ou encore la polymédication.

Les mesures de prévention consistent à s'assurer de l'intérêt des médicaments, arrêter ceux qui ne sont plus indispensables, adapter la posologie aux résultats clinique et biologique, limiter la durée du traitement, adapter la forme galénique au patient (en cas de troubles de la déglutition, nécessité de préparation, etc.), réaliser une éducation thérapeutique auprès du patient et, en l'absence de compréhension de ce dernier et des risques liés au type de médicament, envisager la préparation et/ou l'administration par un professionnel de santé.

124

Effet tératogène : médicament qui provoque des malformations chez l'embryon lors de son développement. Celles-ci sont dites « congénitales ».

Effet fœto-toxique : médicament qui a une toxicité sur le fœtus et qui entraîne une atteinte sur la croissance ou la maturation de ce dernier.

Effet néonatal : effets dus à des médicaments utilisés en fin de grossesse ou durant l'accouchement.

 : médicament à ne pas utiliser chez la femme enceinte sauf en l'absence d'alternative thérapeutique.

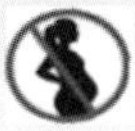 : ne pas utiliser chez la femme enceinte (médicament proscrit).

ENTRAÎNEZ-VOUS AVEC DES CALCULS DE DOSE

125. Admis en urgence en hématologie, Julien 15 ans, doit recevoir un traitement par vancomycine 750 mg trois fois/jour dans un sérum NaCl 0,9 % 100 ml sur 60 minutes. Vous réalisez son admission, posez une voie veineuse périphérique et devez préparer l'injection de l'antibiotique. Vous disposez de flacons de vancomycine 1 g et d'ampoules de sérum physiologique de 10 ml.
Expliquez la préparation de l'injection en précisez le débit d'administration (en gouttes/min).

....

....

....

....

....

....

....

....

126. M. Dupond (50 ans, 70 kg) est admis pour une infection sévère qui nécessite la mise en place d'un traitement antibiotique par gentamicine et vancomycine. La dose de gentamicine à administrer est de 4 mg/kg/jour, deux fois/jour. Vous disposez d'ampoules de gentamicine 40 mg/ml.
a. Calculez la dose totale à administrer à M. Dupond.
b. Précisez la dose qui sera administrée à chaque injection (en ml).

....

....

....

....

....

....

....

....

127. Infirmier(ère) en service de médecine, vous devez administrer un traitement par Rocéphine® 1 g en pousse-seringue électrique (PSE) de 40 ml sur 30 min. Vous disposez de flacons de Rocéphine® de 1 g à reconstituer dans 10 ml.

Expliquez la préparation du PSE et le débit d'administration (en ml/h).

....

....

....

....

....

....

....

....

128. Mme Hector est admise pour dépression sévère qui nécessite un traitement par Anafranil® (antidépresseur tricyclique) en perfusion. La 1re dose du traitement consiste en l'administration d'une ampoule de 25 mg dans 250 ml en trois heures.

Calculez le débit d'administration de la perfusion (en gouttes/min).

....

....

....

....

....

....

....

....

129. Elisa, 15 ans, infirme moteur cérébrale depuis sa naissance est très agitée depuis quelques jours. À quelques jours d'une intervention chirurgicale programmée, le médecin prescrit une injection intramusculaire de Clopixol® (neuroleptique) 350 mg en une injection. Vous disposez d'ampoules de 200 mg/ml.

Combien de ml de produit prélevez-vous pour l'injection ?

....

....

....

....

....

....

....

....

130. Mme Hubert est sous traitement neuroleptique (Tercian®) en suspension buvable. Vous disposez de flacons de 1 ml contenant 40 mg/ml de produit actif (1 ml = XL gouttes). À chaque prise, vous devez administrer 80 mg à raison de trois fois par jour.
Calculez, pour chaque prise, le nombre de ml que vous prélevez et indiquez à combien de gouttes cela correspond.

....

....

....

....

....

....

....

....

131. Infirmier(ère) en unité de soins continus, vous vous occupez de Mme Aucun, opérée ce matin. Vous devez débuter par un traitement par héparine intraveineuse en PSE 20000 UI/24 heures.
Vous disposez de flacons d'héparine de 5 ml = 25000 UI et d'ampoules de sérum physiologique de 10 ml.
Combien de ml d'héparine prélevez-vous dans le flacon pour préparer la prescription ?

....

....

....

....

....

....

....

....

132. Pour assurer le traitement de Mme Aucun, vous devez ensuite préparer le PSE afin d'administrer le traitement sur 24 heures.
Expliquez la dilution et la préparation du PSE, vous préciserez le débit programmé (en ml/h).

....

....

....

....

....

....

....

....

133. Infirmier(ère) en cardiologie, vous devez injecter par voie intraveineuse un antithrombotique à M. Gilbert, 61 ans, 50 kg. La prescription prévoit 1500 UI/kg/heure d'un produit dosé à 125 000 UI/10 ml.
Combien de ml prélevez-vous pour préparer le produit à administrer en une heure ?

....

....

....

....

....

....

....

....

134. M. Patrick, 52 ans, 85 kg a été victime d'un arrêt cardiorespiratoire sur son lieu de travail. Réanimé après un massage cardiaque externe de 20 min, il est hospitalisé en réanimation et le médecin a prescrit de la noradrénaline en PSE à la dose de 0,2 mg/h.
Vous disposez d'ampoules de noradrénaline 8 mg/4 ml et vous devez préparer le PSE à une concentration de 0,2 mg/ml dans 40 ml.
Expliquez la préparation du PSE.

....

....

....

....

....

....

....

....

135. Infirmier(ère) en réanimation cardiaque, vous prenez en charge Mme Pépin, 30 ans, 52 kg, après un accident de la voie publique. Le médecin a prescrit un traitement par dobutamine 5 µg/kg/min en PSE.
Vous disposez de flacons de flacons de dobutamine 250 mg/20 ml, d'ampoules d'eau pour préparation injectable (EPPI) 20 ml et le traitement doit être préparé dans un PSE de 50 ml.
a. Calculez les quantités de dobutamine (en mg et ml) et d'EPPI (en ml) nécessaires pour préparer le PSE et la concentration du PSE en produit actif.
b. Précisez le débit auquel vous réglerez le PSE (en ml/h).

....

....

....

....

....

....

....

....

136. Mme Henry, 67 ans, 102 kg est hospitalisée en unité de soins continus pour insuffisance rénale. Le médecin prescrit du furosémide en intraveineuse en PSE à la dose de 1,5 g/jour. Vous disposez d'ampoules de furosémide de 250 mg/25 ml. Après quelques heures de traitement efficace, le médecin diminue la dose à 1 g/jour.
Calculez les deux débits du PSE que vous devrez programmer dans cette journée.

....

....

....

....

....

....

....

....

137. Infirmier(ère) en néonatologie, vous vous occupez de Lucie, âgée de 6 mois et d'un poids de 7 kg, pour un état fébrile. Le pédiatre vous demande d'administrer 30 mg/kg/jour en quatre prises d'ibuprofène. Vous disposez d'une suspension buvable à 20 mg/ml. Le médicament s'administre au moyen de la seringue pour administration orale qui délivre une dose de 7,5 mg par graduation.
Combien de graduations allez-vous administrer par quatre heures et au total ?

....

....

....

....

....

....

....

....

138. Infirmier(ère) en orthopédie, vous prenez en charge Mme Verdier en poussée arthrosique. Le médecin vous indique qu'il va injecter de l'Altim® qui a une équivalence anti-inflammatoire correspondant à 5 mg de prednisone. Il vous dit que cela correspond à 0,3 mg de cortivazol.
Combien y a-t-il (en mg) de prednisone dans une seringue préremplie de 3,75 mg/1,5 ml de cortivazol ?

....

....

....

....

....

....

....

....

139. Infirmier(ère) aux urgences pédiatriques, vous prenez en charge Manon, âgée de 3 mois pour un poids de 5 kg, pour une hyperthermie. Le pédiatre prescrit Perfalgan® 7,5 mg/kg au PSE sur 15 min. Le volume total à administrer doit être de 10 ml. Vous disposez de flacons de 50 ml dosés à 10 mg/ml.
Expliquez votre préparation.

....

....

....

....

....

....

....

....

140. Infirmier(ère) en consultation, le médecin se prépare pour un traitement chirurgical localisé de la peau sous anesthésie locale. Il vous demande de préparer de la lidocaïne crème 5 %. Il vous indique qu'il utilisera une dose de 1,5 g/10 cm^2 et que la lésion fait 15 cm^2.
Combien de ml de crème préparez-vous ?

....

....

....

....

....

....

....

....

141. Infirmier(ère) en chirurgie orthopédique, vous prenez en charge Théo (7 ans, 38 kg) opéré ce matin d'une ostéosynthèse au niveau du coude. Le médecin anesthésiste a, en postopératoire, prescrit une analgésie contrôlée par le patient avec les paramètres suivants : morphine bolus : 0,02 mg/kg ; période réfractaire : 10 min ; dose max : 10 mg/4 heures. Selon le relevé de surveillance, le nombre de bolus délivré sur les huit dernières heures est le suivant :

H1	H2	H3	H4	H5	H6	H7	H8
5	3	4	4	4	3	2	2

Le médecin du service vous demande si, au total, Théo a dépassé la dose maximale autorisée sur les quatre dernières heures ? Que lui répondez-vous ?

....

....

....

....

....

....

....

....

142. Infirmier(ère) en hématologie, vous prenez en charge Mme Vison, d'une surface corporelle de 1,8 m², pour un lymphome non hodgkinien. L'hématologue vous prescrit Mabthera® (rituximab) 375 mg/m² de surface corporelle. Le RCP indique qu'il est recommandé de débuter la perfusion à une vitesse de 50 mg/heure pendant une heure puis d'augmenter toutes les 30 minutes de 50 mg/heure sans dépasser la vitesse maximale de 400 mg/heure.
En tenant compte de ces spécificités, sur quelle durée (en heures/minutes) le produit sera administré ?
Vous pouvez vous aider du tableau ci-dessous.

Vitesse en mg/H	0					
Quantité administrée	0					
Quantité restante	….mg					
Durée	0					

....

....

....

....

....

....

....

....

143. Infirmier(ère) en cancérologie, vous prenez en charge M. Ours (1 m 75, 90 kg) dans le cadre d'une chimiothérapie cytotoxique. Le médecin, pour réduire la durée de la neutropénie induite, vous demande d'administrer au patient : Neupogen® 5 µg/kg/jour par injection sous-cutanée. Vous avez à votre disposition des ampoules de 1 ml dosées à 0,3 mg.

Combien de ml allez-vous injecter par jour ?

....

....

....

....

....

....

....

....

144. Infirmier(ère) en hématologie, vous allez participer à la réunion de concertation pluridisciplinaire prévue cet après-midi. Le médecin vous demande quelle dose de cytarabine a reçu (au total en g) M. Simon sur la période J1–J14. Le dossier indique les données suivantes : patient de 80 kg ; protocole : J1–J10 $\geq$ 2 mg/kg/jour puis J11–20 $\geq$ 4 mg/kg/jour.
Que lui répondez-vous ?

....

....

....

....

....

....

....

....

145. Infirmier(ère) en chirurgie viscérale, vous constatez que M. Tinet, patient diabétique insulino-dépendant, est en hypoglycémie sévère. Le médecin vous demande de lui administrer deux ampoules de glucosé 30 % 20 ml en intraveineuse directe suivi d'un sérum glucosé 1 l sur 24 heures.
Combien de glucose (en g) recevra au total M. Tinet sur 24 heures ?

....

....

....

....

....

....

....

....

146. Infirmier(ère) en établissement d'hébergement pour personnes âgées dépendantes (EHPAD), le médecin vous demande d'adapter le traitement de Mme Salin pour laquelle il a indiqué : Amarel® (glimépiride) cp 1 mg/jour. Selon le bilan glycémique, augmentation à 2 mg puis 3 mg puis 4 mg par jour en respectant un délai de deux semaines entre chaque palier. Trois semaines après l'introduction du traitement, le bilan glycémique de la patiente est satisfaisant avec 2 mg d'Amarel® par jour.

Combien a-t-elle reçu en tout (en mg) d'Amarel® sur les trois semaines ?

....

....

....

....

....

....

....

....

147. Infirmier(ère) aux urgences, vous prenez en charge Mme Silvet, qui pèse 55 kg, amenée par les pompiers pour un malaise sur la voie publique. Vous constatez que la glycémie capillaire est inférieure à 0,25 g/l. Vous décidez donc d'appliquer le protocole de service : glucosé 10 % 2 ml/kg en intraveineuse sur 5 min puis perfusion sur une heure de 7 mg/kg/min de glucosé 5 % ».

Combien de grammes de glucose allez-vous administrer au total ?

....

....

....

....

....

....

....

....

148. Infirmier(ère) en EHPAD, le médecin vous demande de mettre en place une hydratation sous-cutanée à M. Telus selon la prescription suivante : 1 l G5 % vitesse 75 ml/h entre 20 h 00 et 8 h 00.

a. À quel débit réglez-vous la perfusion (en gouttes/min)?

b. Combien de ml restera-t-il dans la perfusion à 8 h 00?

....

....

....

....

....

....

....

....

149. Infirmier(ère) en salle de surveillance postinterventionnelle, le médecin anesthésiste vous demande de réaliser une seringue de chlorhydrate d'éphédrine diluée à 0,3 mg/ml. Vous disposez d'ampoules de 1 ml contenant 30 mg de chlorhydrate d'éphédrine.

Expliquez votre raisonnement et la préparation de la seringue.

....

....

....

....

....

....

....

....

150. Infirmier(ère) en pneumologie, vous prenez en charge Tristan, âgé de 5 ans et qui pèse 38 kg, pour un asthme persistant malgré l'administration d'un traitement inhalé à forte dose. Le médecin vous demande de lui administrer 0,075 mg/kg/jour de bétaméthasone par voie orale.

En sachant que vous disposez d'une solution buvable à 0,05 % et que 40 gouttes correspondent à 1 ml, combien allez-vous devoir administrer de gouttes par jour?

....

....

....

....

....

....

....

....

RÉPONSES AUX CALCULS DE DOSE

125

Il s'agit d'abord de diluer le flacon de vancomycine 1 g dans 10 ml de sérum physiologique.

1 g dans 10 ml → 1 000 mg dans 10 ml → 100 mg/ml.

Pour préparer l'injection de 750 mg, il faudra donc prendre 7,5 ml $\left(\frac{750 \times 1}{100}\right)$ de cette dilution.

On ajoute donc 7,5 ml aux 100 ml du flacon de NaCl 0,9 % = 107 ml par défaut.

$$\frac{107 \text{ ml}}{60 \text{ min}} = 1{,}78 \text{ ml} \times 20 \text{ gouttes} = 35 \text{ gouttes / min par défaut.}$$

126

a. La dose totale à administrer est de 4 mg/kg/jour.

4 mg × 70 kg = 280 mg/jour.

b. La dose à administrer à chaque injection est donc de $\frac{280 \text{ mg / jour}}{2} = 140 \text{ mg}$.

On dispose d'ampoules de gentamicine de 1 ml = 40 mg.

1 ml = 40 mg.

$$x \text{ ml} = 140 \text{ mg} \rightarrow x = \frac{140 \times 1}{40} = 3{,}5 \text{ ml à chaque injection.}$$

127

La préparation du flacon de Rocéphine® s'effectue par la dilution de 1 g dans 10 ml + l'ajout de 30 ml de sérum physiologique afin d'obtenir un PSE d'une contenance finale de 40 ml.

Le PSE de 40 ml est à administrer en 30 min. Donc le débit du PSE sera à programmer à 80 mL/H

128

Pour administrer une perfusion de 250 ml en trois heures :

$$\frac{250 \text{ ml}}{3 \times 60 \text{ min}} = 1{,}38 \text{ ml / mn} \times 20 \text{ gouttes} = 28 \text{ gouttes / min par excès.}$$

129

L'ampoule de Clopixol® contient 200 mg dans 1 ml. Pour préparer l'injection de 350 mg :

1 ml = 200 mg.

$$x\ ml = 350\ mg \rightarrow x = \frac{350 \times 1}{200} = 1{,}75\ ml.$$

130

Le flacon de Tercian® contient 40 mg/1 ml. Pour préparer l'injection de 80 mg :

1 ml = 40 mg.

$$x\ ml = 80\ mg \rightarrow x = \frac{80 \times 1}{40} = 2\ ml$$

1 ml = XL gouttes → 2 ml = LXXX gouttes.

131

Le flacon d'héparine continent 25 000 UI dans 5 ml. Pour administrer 20 000 UI :

5 ml = 25 000 mg.

$$x\ ml = 20\,000\ mg \rightarrow x = \frac{20000 \times 5}{25000} = 4\ ml.$$

132

Pour l'administration d'un traitement par PSE sur 24 heures, l'idéal est de remplir le PSE à 48 ml.

Il s'agira donc d'ajouter les 4 ml d'héparine avec 44 ml de sérum physiologique (soit quatre ampoules de 10 ml + 4 ml).

Le PSE préparé aura un contenant de 48 ml, à administrer sur 24 heures :

$$\frac{48}{24} = 2\ ml\ /\ h.$$

133

La dose totale à administrer est de 1 500 UI/kg/H : 1 500 × 50 = 75 000 UI/h.

Le flacon du produit contient 125 000 UI/10 ml.

10 ml = 125 000 mg.

$$x\ ml = 75\,000\ mg \rightarrow x = \frac{75000 \times 10}{125000} = 6\ ml.$$

134

Le PSE préparé doit avoir une concentration de 0,2 mg/ml ; sachant que le PSE contient 40 ml, il faudra donc mettre 0,2 mg × 40 ml = 8 mg de noradrénaline.

Il s'agit donc d'utiliser une ampoule de noradrénaline dosée à 8 mg/h dans 4 ml.

Le PSE sera préparé avec 4 ml de noradrénaline + 36 ml de sérum physiologique = 40 ml.

135

a. Pour un PSE de 50 ml, on ajoute un flacon de dobutamine (250 mg dans 20 ml). 20 ml de dobutamine + 30 ml d'EPPI (soit une ampoule + ½ ampoule de 20 ml) = 250 mg de dobutamine dans 50 ml dans le PSE :

$$\rightarrow \frac{250}{50} = 5 \text{ mg/ml.}$$

b. Le traitement prescrit est de 5 µg/kg/min.
Pour Mme Pépin, 5 µg × 52 kg × 60 min = 15 600 µg/h → 15,6 mg/h.
La concentration de la seringue étant de 5 mg/ml :

$$\rightarrow \frac{15{,}6}{5} = 3{,}1 \text{ ml/h par défaut.}$$

136

Nous allons préparer un PSE contenant uniquement du furosémide puisque nous disposons d'ampoules de 25 ml, il suffit d'en prélever deux pour obtenir un PSE rempli à 50 ml.
Le PSE contient donc 500 mg dans 50 ml → la concentration est de 10 mg/ml.

$$\text{Pour administrer 1,5 g / 24 h, soit 1500 mg / 24 h} = \frac{1500 \text{ ml}/24}{10} = \frac{150 \text{ ml}/\text{h}}{24} = 6{,}25 \text{ ml}/\text{h.}$$

$$\text{Pour administrer 1 g / 24 h, soit 1000 mg / 24 h} = \frac{1000 \text{ ml}/24}{10} = \frac{100 \text{ ml}/\text{h}}{24} = 4{,}1 \text{ ml}/\text{h.}$$

137

Il faut administrer 30 mg/kg/jour. Lucie ayant un poids de 7 kg, la dose totale à administrer par jour est de : 30 × 7 = 210 mg/jour.
Cette dose devant être administrée en quatre fois, à chaque prise, Lucie recevra :

$$\frac{210}{4} = 52{,}5 \text{ mg.}$$

Une graduation étant équivalent à 7,5 mg, Lucie recevra :

au total : $\frac{210}{7{,}5}$ = 28 graduations ;

à chaque prise : $\frac{52{,}5}{7{,}5}$ = 7 graduations.

138

En sachant que 0,3 mg de cortivazol équivaut à 5 mg de prednisone, dans une seringue de 3,75 mg de cortivazol, il y a :

0,3 mg = 5 mg $\rightarrow x = \frac{3{,}75 \times 5}{0{,}3} = 62{,}5 \text{ mg}$.
3,75 mg = x mg.

139

En sachant que Manon pèse 5 kg, il faut lui administrer sur 15 minutes : $7{,}5 \times 5 = 37{,}5$ mg de Perfalgan®.

Pour préparer le PSE, en sachant que je dispose de flacons de 50 ml dosés à 10 mg/ml, il faut que je prélève $\frac{37{,}5}{10} = 3{,}75$ ml.

Le volume total de la solution à administrer devant être de 10 ml, je complète la seringue avec 6,25 ml (10 – 3,75).

La solution devant être administrée sur 15 minutes, le débit de la seringue en ml/h sera de :

10 ml = 15 minutes $\quad x = \frac{10 \times 60}{15} = 40$ ml / h.

→ x ml = 60 minutes.

140

En sachant que la lésion fait 15 cm^2 et que le médecin a prévu d'utiliser une dose de 1,5 g/10 cm^2, la quantité en grammes qu'il nous faut est :

1,5 g = 10 cm^2 $\quad \rightarrow x = \frac{1{,}5 \times 15}{10} = 2{,}25$ g.

x = 15 cm^2

En sachant que la lidocaïne crème est de 5 %, soit 5 g dans 100 ml, la quantité en millilitres qu'il va falloir utiliser est de :

$$5\text{ g} = 100\text{ ml} \rightarrow x = \frac{2{,}25 \times 100}{5} = 45\text{ ml}.$$

2,25 g = x ml.

141

Sur les cinq dernières heures (H5, H6, H7, H8), le nombre total de bolus consommés par Théo est de : 4 + 3 + 2 + 2 = 11 bolus.

En sachant que Théo pèse 38 kg et que chaque bolus est de 0,02 mg/kg, la quantité de morphine auto-administrée sur quatre heures est de : $0{,}02 \times 38 \times 11$ (quantité par bolus × poids × nombre total de bolus sur quatre heures) = 8,36 mg.

La dose maximale étant de 10 mg/4 heures, Théo n'a pas dépassé la dose totale autorisée.

142

Mme Vison ayant une surface corporelle de 1,8 m^2, la dose de rituximab à administrer est de : $375 \times 1{,}8 = 675$ mg.

En tenant compte des recommandations formulées dans le RCP et à partir du tableau ci-dessous, la durée d'administration est de :

Durée	**0 → 1 h**	**1 h → 1 h 30**	**1h30 → 2 h**	**2 h → 2h 30**	**2h 30 → 3 h**	**3 h → 3h30**	**3h30 → 3h52**
Vitesse en mg/h	50	100 (50 + 50)	150 (100 + 50)	200 (150 + 50)	250 (200 + 50)	300 (250 + 50)	350 (300 + 50)
Quantité administrée	50 mg	50 mg sur 30 min	75 mg sur 30 min	100 mg sur 30 min	125 mg sur 30 min	150 mg sur 30 min	175 mg sur 30 min ou 125 mg en 21,6 soit 22 mn par excès
Quantité restante	**625 mg (675–50)**	**575 mg (625–50)**	**500 mg (575–75)**	**400 mg (500–100)**	**275 mg (400–125)**	**125 mg (275–150)**	**0 (125–125)**

Pour vérifier :

Quantité cumulée	50 mg	50 + 50 = 100 mg	100 + 75 = 175 mg	175 + 100 = 275 mg	275 + 125 = 400 mg	400 + 150 = 550 mg	550 + 125 = 675 mg

Donc la réponse à la question posée est : la quantité prévue (675 mg) sera administrée en 3h et 52 minutes

143

La quantité de Neupogen® en µg à administrer par jour est de : 5 × 90 = 450 µg.
Les ampoules que j'ai à disposition sont de 0,3 mg, soit 300 µg.
La quantité (en ml) à injecter est de :

$$1\ \text{ml} = 300\ \mu\text{g} \rightarrow x = \frac{1 \times 450}{300} = 1{,}5\ \text{ml}.$$

→ x ml = 450 µg.

144

M. Simon, pesant 80 kg, a reçu :
entre J1 et J10 : 2 × 80 = 160 mg par jour, soit 1 600 mg (160 × 10) au total sur dix jours ;
entre J11 et J14 : 4 × 80 = 320 mg par jour soit 1 280 mg (320 × 4) au total sur quatre jours.
Sur la période J1–J14, M. Simon aura reçu : 1 600 + 1 280 = 2880 mg, soit **2,88 g**.

145

Combien y a-t-il de grammes de glucose dans une ampoule de glucose 30 % 20 ml (en sachant que 30 % signifie 30 g dans 100 ml) ?

$$30\ \text{g} = 100\ \text{ml}\ x = \frac{30 \times 20}{100} = 6\ \text{g}.$$

x g = 20 ml

Combien y a-t-il de grammes de glucose dans un sérum glucosé 5 % de 1 l soit 1000 ml ?

$$5\ \text{g} = 1\ 00\ \text{ml}\ \ x = \frac{5 \times 1000}{100} = 50\ \text{g}.$$

x g = 1 000 ml

En sachant que, sur 24 heures, le patient a reçu deux ampoules de 20 ml et un sérum de glucosé 5 % d'un litre, le nombre de grammes de glucose administré est de : (6 × 2) + 50 = 62 g.

146

En sachant que le traitement débute à 1 mg/jour et que deux semaines après il est augmenté à 2 mg, Mme Salin a reçu :
semaine 1 : 1 mg/jour, soit au total 7 mg (1 × 7) sur la semaine ;
semaine 2 : 1 mg/jour, soit au total 7 mg (1 × 7) sur la semaine ;
semaine 3 : 2 mg/jour, soit au total 14 mg (2 × 7) sur la semaine.
Sur les trois semaines, Mme Salin a donc reçu : 7 + 7 + 14 = 28 mg de glimépiride.

147

Quel est le nombre de ml de glucosé 10 % à injecter ?
2 × 55 = 110 ml.
Combien de grammes de glucosé 10 % sont injectés ?

$$10\ \text{g} = 100\ \text{ml} \rightarrow\ x = \frac{10 \times 110}{100} = 11\ \text{g}.$$

x g = 110 ml.

Quel est le nombre de grammes de glucosé 5 % est administré en une heure ?
Prescription : 7 mg/kg/min.
Mme Silvet pèse 55 kg : 7 × 55/min = 385 mg/min :
sur une heure : 385 × 60 = 23 100 mg/heure ;
quantité en grammes : 23 100 mg est égal à 23,1 g.
Au total, Mme Silvet va recevoir : 11 + 23,1 = 34,1 g de glucose.

148

a. La prescription est de 75 ml/h. En sachant que 1 ml est égal à 20 gouttes, cela signifie qu'il faut administrer 1500 gouttes (75 × 20) par heure.
En sachant que dans une heure, il y a 60 minutes, le nombre de groupes par minute est de : $\frac{1500}{60} = 25$ gouttes / min.

b. Entre 20 h 00 et 8 h 00, il y a 12 heures. En sachant que le débit est de 75 ml/h, que la quantité administrée en 12 heures est de 900 ml (75 × 12) et que le soluté est de 1 l, soit 1000 ml, la quantité (en ml) qu'il restera dans la perfusion sera de 100 ml (1000 – 900).

149

Le plus simple est de réaliser une double dilution.
Étape 1 : j'ai une ampoule de 1 ml contenant 30 mg de principe actif. Je vais diluer cette ampoule en rajoutant 9 ml d'eau pour la préparation injectable.
Ainsi, j'aurais une dilution de 3 mg/ml $\frac{(30)}{(9+1)}$.
Étape 2 : j'ai une seringue avec une dilution de 3 mg/ml. Je cherche dans combien de ml je dois diluer 1 ml de cette solution pour avoir une concentration de 0,3 mg/ml.
3 mg = x ml → $x = \frac{3 \times 1}{0,3} = 10$ ml.
0,3 mg = 1 ml.
Je vais donc prendre 1 ml de la solution dosée à 3 mg/ml que je vais compléter avec 9 ml d'eau pour préparation injectable. Ainsi, j'aurais 3 mg dans 10 ml (1 + 9) soit une concentration de 0,3 mg/ml.

150

Combien de grammes de bétaméthasone par jour va recevoir Tristan ?
0,075 × 38 = 2,85 mg/jour, soit 0,00285 g.
La solution étant diluée à 0,05 %, je cherche combien de ml vont devoir être administrés.
0,05 g = 100 ml → $x = \frac{0,00285 \times 100}{0,05} = 5,7$ ml.
0,00285 = x ml
En sachant que 1 ml est égal à 40 gouttes, le nombre de gouttes total à administrer est de :
40 × 5,7 = 228 gouttes.

ENTRAÎNEZ-VOUS AVEC DES CAS CLINIQUES

151. Infirmier(ère) en EHPAD, vous vous occupez de M. Hector qui est atteint de pneumopathie avec dyspnée depuis deux jours. Le médecin a prescrit un traitement par antibiotique : Augmentin® intraveineuse 1 g trois fois/jour et un antipyrétique (paracétamol). Vous disposez de flacons d'Augmentin® 500 mg et 1 g.

Au cours de la visite de ce matin, M. Hector tousse beaucoup, ses expectorations sont purulentes, sa fièvre est à 39,2 °C ; fréquence cardiaque : 120 battements/min ; fréquence respiratoire : 26/min ; tension artérielle : 162/95 mmHg.

Citez et explicitez les soins et la surveillance clinique et les effets des médicaments que vous réalisez auprès de M. Hector, en lien avec les signes cliniques qu'il présente et la pathologie diagnostiquée.

....

....

....

....

....

....

....

....

152. Infirmier(ère) en service de psychiatrie, vous prenez en charge une dizaine de patients parmi lesquels plusieurs ont un traitement par anxiolytique dont des benzodiazépines.

Ce matin, Mme Froment ne se lève pas. Vous la trouvez au lit, apathique. Vous vérifiez ses paramètres vitaux : fréquence cardiaque : 60 battements/min ; fréquence respiratoire : 8/min ; tension artérielle : 95/65 mmHg ; saturation pulsée en oxygène (SpO_2) : 96 %. Elle répond lentement et faiblement à vos demandes de contact.

a. Quelle serait votre hypothèse diagnostique ? Justifiez votre réponse.

b. Listez et expliquez vos actions immédiates, y compris le(s) traitement(s) médicamenteux.

....

....

....

....

....

....

....

....

153. Infirmier(ère) en unité de soins continus de cardiologie, vous vous occupez de M. Bolay, hospitalisé pour phlébite bilatérale et suspicion d'embolie pulmonaire. Son état est stable, le médecin prescrit :
- un échodoppler des deux membres inférieurs ;
- une scintigraphie pulmonaire ;
- la pose d'une voie veineuse périphérique avec 1 l de NaCl 0,9 % sur 24 heures ; héparine en PSE 25 000 UI/24 heures ;
- 1 cp de Préviscan®/jour ;
- 1 g de paracétamol trois fois/jour.

a. Justifiez les deux examens demandés au regard de la pathologie de M. Bolay.
b. Expliquez la surveillance du traitement anticoagulant prescrit (vous préciserez comment vous préparez le PSE d'héparine et le débit programmé).

....

....

....

....

....

....

....

....

154. Infirmier(ère) en hospitalisation à domicile, vous arrivez ce matin chez Mme Gérard, 63 ans. Vous sonnez à la porte, vous entrez, dites « bonjour », mais personne ne vous répond.
Vous trouvez Mme Gérard sur le sol de la salle de bain, elle ne répond pas à vos stimulations et ne parle pas. Elle respire, le pouls est à 92 battements/min.
a. Définissez la notion d'inconscience
b. Quelles hypothèses diagnostiques pouvez-vous faire ?
c. Quelles sont vos actions immédiates ? Justifiez votre réponse.

....

....

....

155. Infirmier(ère) en dermatologie, vous prenez en charge Mme Ablet hospitalisée pour une dermatose bulleuse auto-immune et traitée par corticothérapie : prednisone cp 0,8 mg/kg/jour pendant quatre semaines puis dégression lente (de 0,1 en 0,1 mg) pour jusqu'à la dose d'entretien de 0,1 mg/kg/jour.

a. En sachant que Mme A. pèse 60 kg, combien (en g) aura-t-elle pris de prednisone sur les quatre semaines ?

b. Combien de temps (en jour) faudra-t-il pour atteindre la dose d'entretien ?

c. Quels conseils hygiénodiététiques donnerez-vous à Mme A. ? Justifiez votre réponse.

156. Infirmier(e) en chirurgie viscérale, vous recevez à 14 h 00 en postopératoire M. C. opéré d'une amputation rectale avec le protocole antalgique suivant : Nefopam® 20 mg en intraveineuse lente sur 15 minutes toutes les six heures + kétoprofène 100 mg en intraveineuse lente sur 20 minutes toutes les huit heures. Vous avez à votre disposition des ampoules de Nefopam® 20 mg/2 ml ; des pochons de 50 ml de NaCl 0,9 % et des pochons de kétoprofène prêts à l'emploi de 100 mg/100 ml.

Dans les transmissions, vous relevez que la dernière administration de Néfopam® a eu lieu à 12 h 00 et que celle de kétroprofène est prévue à 15 h 00.

a. Établissez votre plan de soin.

b. Indiquez pour chaque perfusion le débit en gouttes/minutes.

c. Quels sont les éléments de surveillance liés à ces médicaments ?

....

....

....

....

....

157. Infirmier(ère) en oncologie, vous accueillez M. T., âgé de 60 ans, pour la mise en œuvre de son protocole de chimiothérapie dans le cadre d'un traitement du cancer de la vessie. Ses caractéristiques morphologiques sont les suivantes : taille : 175 cm ; poids : 65 kg ; surface corporelle : 1, 79 m^2.

Le protocole de chimiothérapie est prévu comme suit :

palonosétron 250 µg en intraveineuse directe 30 min avant la gemcitabine ;

gemcitabine 1000 mg/m^2 en intraveineuse lente sur 30 min ;

G5 % 1000 ml en intraveineuse lente sur huit heures ;

après le G5 %, cisplatine 70 mg/m^2 en intraveineuse lente sur deux heures ;

a. Le protocole débutant à 9 h 00, réalisez votre plan de soins. À quelle heure se terminera le protocole ?

b. Expliquez la préparation et indiquez le débit de la gemcitabine (en gouttes/min). Vous avez à disposition des flacons de 20 ml dosés à 100 mg/ml. Le volume total de la perfusion doit être de 100 ml et la solution de dilution du NaCl 0,9 %.

c. Quel sera le débit de votre perfusion de G5 % en gouttes/min.

....

....

....

....

....

....

....

....

158. Infirmier(ère) en service de diabétologie, vous prenez en charge Mme Verte dans le cadre de la découverte d'un diabète de type 2. Le médecin vous réalise la prescription suivante : PSE d'insuline rapide selon le protocole de service, G5 % 1 l sur 24 heures.

Le protocole de service prévoit une dilution de 1 UI/ml (vous disposez de flacons dilués à 100 UI/ml) et une adaptation de la vitesse en fonction de la glycémie :

Glycémie	< 0,8 g/l	0,8–1 g/l	1–1,4 g/l	1,4–1,8 g/l	> 1,8 g/l
Vitesse	Arrêt du PSE + une ampoule de 10 ml de G30 % intraveineuse lente	0,5 ml/h	1 ml/h	1,5 ml/h	2 ml/h

Expliquez la préparation du PSE d'insuline rapide.
a. Quelles sont les signes cliniques d'une hyperglycémie et d'une acidose diabétique ?
b. La feuille de surveillance glycémique sur les quatre dernières heures indique : 8 h 00 : 1,2 g/l; 9 h 00 : 2,1 g/l; 10 h 00 : 0,9 g/l; 11 h 00 : 0,7 g/l. Combien d'insuline (en UI) a reçu (au total) Mme Verte entre 8 h 00 et 11 h 00 ?
c. Quelle quantité de glucose injectez-vous à 11 h 00 (en g)?

....

....

....

....

....

....

....

....

159. Infirmier(ère) en service de néonatologie, vous prenez en charge Léa âgée de 4 mois pour une méningite. Sa dernière pesée indique : 6,2 kg. Le protocole antibiotique mis en place est le suivant :
céfotaxime dose de charge 50 mg/kg sur une heure puis administration continue au PSE de 300 mg/kg/jour (la dose maximale journalière ne peut dépasser 2 g) ;
gentamicine 4 mg/kg/jour en une perfusion de 50 ml sur 30 minutes.
Vous disposez des médicaments suivants :
céfotaxime, au choix poudre de 500 mg ou poudre de 2 g à diluer dans 10 ml de NaCl 0,9 % ;
gentamicine, solution prête à l'emploi de 80 ml dosée à 1 mg/ml.
a. La dose maximale journalière de céfotaxime est-elle dépassée ? Faites apparaître le détail de vos calculs.
b. En sachant que l'administration de gentamicine se fera avec un perfuseur pédiatrique dit « de précision » (1 ml = 60 gouttes), calculez le débit de votre perfusion.

c. Quelle quantité (en mg) de gentamicine sera passée au bout de 15 minutes ? Citez les principaux risques liés à l'administration d'antibiotiques.

....

....

....

....

....

....

....

....

RÉPONSES AUX CAS CLINIQUES

151

Monsieur Hector souffre d'une infection respiratoire sévère. De plus, il présente des signes de décompensation :

- fréquence respiratoire supérieure à 20/min ;
- tachycardie et hypertension modérée ;
- fièvre importante ;
- crachats purulents.

Les soins et la surveillance clinique vont donc avoir deux objectifs :

- mettre en œuvre les thérapeutiques et la surveillance adéquate ;
- surveiller l'évolution de l'état clinique du patient.

En lien avec ses objectifs, les actions seront les suivantes :

- mettre en œuvre les thérapeutiques et la surveillance :
  - diluer un flacon d'Augmentin® 1 g dans 10 ml, l'ajouter dans une perfusion de NaCl 0,9 % 100 ml et l'administrer sur 30 min environ,
  - rechercher d'éventuelles réactions allergiques en cours d'administration (éruption cutanée, prurit, sensation de malaise, etc.),
  - administrer également le paracétamol prescrit,
- surveiller l'évolution de l'état clinique du patient :
  - si possible, installer le patient en position semi-assise pour améliorer sa fonction respiratoire,
  - notifier l'état clinique (température, fréquence respiratoire, tension artérielle, pouls, SpO_2, couleur des téguments) de M. Hector sur la feuille de surveillance, le renouveler toutes les quatre heures,
  - réaliser des hémocultures, voire un prélèvement de crachats (si prescrits),
  - inciter le patient à cracher (proposer de la kiné ?).

152

a. Quatre signes cliniques sont remarqués : somnolence + dépression respiratoire (fréquence respiratoire < 8/min) + troubles hémodynamiques (tension artérielle basse et pincée) + hypotonie.

L'ensemble de ces signes nous fait envisager l'hypothèse d'un surdosage en benzodiazépines.

b. Les actions immédiates sont, dans l'ordre :

- appel du médecin ;
- faire venir le chariot d'urgence ;
- poursuivre la surveillance des paramètres vitaux et administrer O_2 au masque : 3 l/min ;
- Dans l'attente de la confirmation du diagnostic, préparer l'antidote : Anexate® (flumazénil), ampoule de 0,4 mg/1 ml à diluer dans 4 ml ; soit 1 mg/ml.

153

a. Les deux examens demandés vont être utiles pour confirmer le diagnostic de phlébite (échodoppler des membres inférieurs) et pour objectiver l'existence ou non d'une complication majeure qui est embolie pulmonaire (scintigraphie pulmonaire) pouvant mettre en jeu le pronostic vital du patient.

b. Le traitement anticoagulant prescrit associe l'héparine intraveineuse et le Préviscan® *per os*, d'abord associés dans un 1er temps, ce qui permettra ensuite un relai, dès que l'INR sera stable entre 2 et 3.

La surveillance biologique consiste en la réalisation d'un TCA et un INR quotidien ainsi qu'une NFS hebdomadaire. La surveillance clinique portera sur :

- la pose et la surveillance du traitement administré (intraveineuse et *per os*) ;
- la recherche d'éventuels événements indésirables : hémorragies, thrombopénie, signes d'hypersensibilité (prurit, urticaire, frissons) ;
- l'évolution de l'état clinique de M. Bolay.

L'héparine intraveineuse est préparée en vue de son administration en PSE ; un flacon d'héparine contient 25 000 UI dans 5 ml, on utilise un flacon, soit 5 ml ajouté à 43 ml de sérum physiologique afin d'obtenir un PSE de 48 ml.

Pour une administration sur 24 heures = $\frac{48\text{ml}}{24\text{heures}} = 2\text{ ml / h}$

154

a. L'inconscience est « une perte de connaissance momentanée ou durable ».

Source : Larousse.

b. Considérant les différents signes cliniques : absence de verbalisation + pas de réponse aux stimulations → l'inconscience est évidente. Puisque Mme Gérard respire, il ne s'agit pas d'un arrêt cardiorespiratoire. On peut envisager un accident vasculaire cérébral (AVC) ou un malaise hypoglycémique, cardiaque, respiratoire.

c. Les actions immédiates sont, dans l'ordre :

- appel du médecin, via le Centre 15 ;
- poursuivre la surveillance des paramètres vitaux, parler à la patiente, lui dire que vous l'aidez et êtes présent(e) ;
- si vous en disposez, administrer O_2 : masque = 3 l/min et posez une voie veineuse ;
- dans l'attente du médecin, installez la patiente en position latérale de sécurité (PLS), la couvrir pour éviter qu'elle ne prenne froid.

155

a. En sachant que la patiente pèse 60 kg, que dans quatre semaines il y a 28 jours, la dose totale de prednisone reçue sur quatre semaines est de : 0,8 × 60 × 28 = 1344 mg, soit 1,344 g.

b. En sachant que Mme Ablet a une dose sur quatre semaines de 0,8 mg/kg/jour et qu'elle doit atteindre la dose de 0,1 mg/kg/jour, il nous faut diminuer de 0,1 mg/kg/jour tous les jours soit :

0,8 mg/kg/j	0,7 mg/kg/j	0,6 mg/kg/j	0,5 mg/kg/j	0,4 mg/kg/j	0,3 mg/kg/j	0,2 mg/kg/j	0,1 mg/kg/j
J0	J1	J2	J3	J4	J5	J6	J7

La dose d'entretien sera donc obtenue au bout de sept jours.

c. La prednisone étant un corticoïde, les conseils hygiénodiététiques sont les suivants :

- régime hyposodé pour éviter l'apparition d'œdèmes ;
- favoriser l'apport de potassium via les aliments car les glucocorticoïdes favorisent l'excrétion du potassium ;
- avoir un régime riche en protides et laitages tout en limitant les apports de graisses et sucres rapides car les glucocorticoïdes entraînent un risque d'hyperglycémie et de survenue de troubles métaboliques.

156

a. En sachant que le dernier néfopam a été administré à 12 h 00 et qu'il doit être renouvelé toutes les six heures, que le kétoprofène est prévu à 15 h 00 selon un rythme d'une perfusion toutes les huit heures, le plan de soins est le suivant :

- néfopam : 12 h 00 – (+ 6 heures) – 18 h 00 – (+ 6 heures) – 24 h 00 – (+ 6 heures) – 6 h 00.
- kétoprofène : 15 h 00 – (+ 8 heures) – 23 h 00 – (+ 8 heures) – 8 h 00.

b. En sachant que 1 ml est égal à 20 gouttes, le débit (en gouttes/minute) de chaque perfusion est de :

- néfopam : 50 ml sur 15 min, soit 1000 gouttes (50 × 20) sur 15 min, soit $\frac{1000}{15}$ = 66,6 gouttes, soit 67 gouttes/minute en excès ;
- kétoprofène : 100 ml sur 20 min, soit 2000 gouttes (100 × 20) sur 20 min, soit $\frac{2000}{20}$ = 100 gouttes/minute en excès.

c. Les éléments de surveillance de ces traitements sont :

- la douleur ;
- les paramètres vitaux (conscience, fréquence cardiaque, ventilation, pression artérielle) ;
- les principaux effets indésirables liés aux médicaments ;
- nausées, vomissements (néfopam) ;
- gastralgies (kétroprofène).

157

Selon le programme de chimiothérapie, le plan de soins à suivre est le suivant :

9 h 00	9 h 30	10 h 00	18 h 00	20 h 00
Palonosétron	Gemcitabine	G5 %	Cisplatine	/

a. Le protocole se terminera à 20 h 00.

b. Le débit de gemcitabine.

La prescription est de 1000 mg/m^2 sur 30 min. En sachant que la patiente a une surface corporelle de 1,79 m^2, la dose à injecter est de 1790 mg.

En sachant que je dispose de flacons de 100 mg/ml, le nombre de ml de principe actif à prélever est de : $\frac{1790}{100}$ = 17,9 ml.

Le volume de perfusion étant de 100 ml, je vais devoir retirer 17,9 ml de NaCl 0,9 % pour rajouter le principe actif.

En sachant que la perfusion a un volume total de 100 ml, qu'elle doit être administrée sur 30 min et que 1 ml est égal à 20 gouttes, le débit de ma perfusion : $\frac{100 \times 20}{30}$ = 66,66 gouttes/min, soit 67 gouttes par excès.

c. En sachant que le G5 % a un volume total de 1000 ml, qu'il doit être administré sur 8 heures soit 480 minutes (8 × 60) et que 1 ml est égal à 20 gouttes, le débit de ma perfusion : $\frac{1000 \times 20}{480}$ = 41,66 gouttes/min, soit 62 gouttes par excès.

158

a. Selon l'ANSM, les signes cliniques de l'hyperglycémie sont « une sensation de soif, mictions plus fréquentes, nausées, vomissements, somnolence, sécheresse et rougeur cutanées, sécheresse buccale, perte d'appétit et odeur acétonique de l'haleine ».

b. Pour savoir combien Mme Verte a reçu d'UI d'insuline, le plus simple est de faire un tableau d'administration en 8 h 00 et 11 h 00 et d'indiquer, en fonction du protocole de service, le nombre d'UI administrées. Attention, il faut se rappeler que la dilution du service est de 1 UI/ml. Aussi, la vitesse horaire est égale au nombre d'UI administrées par heure.

Heure	8 h 00	9 h 00	10 h 00	11 h 00
Glycémie	1,2 g/l	2,1 g/l	0,9 g/l	0,7 g/l
Injection d'insuline	1 UI	2 UI	0,5 UI	0 UI

Sur la période 8 h 00–11 h 00, Mme Verte a donc reçu : 1 + 2 + 0,5 + 0 = 3,5 UI.

c. À 11 h 00, en sachant que je dois administrer une ampoule de 10 ml de G30 % et que 30 % signifie 30 g dans 100 ml, la quantité de glucose injectée est de :

$$30\ g = 100\ ml \quad x = \frac{30 \times 10}{100} = 3\ g.$$

x = 10 ml

159

a. Pour savoir si la dose maximale journalière de céfotaxime, fixée à 2 g/j, est dépassée, il faut calculer la quantité administrée.

Pour la dose de charge de 50 mg/kg, Léa, pesant 6,2 kg, va recevoir : $50 \times 6{,}2 = 310$ mg.

Pour le PSE, la prescription étant de 300 mg/kg/jour, la quantité sera de : $300 \times 6{,}2 = 1\,860$ mg.

Au total, la quantité reçue par Léa sera de $310 + 1860 = 2170$ mg, soit 2,17 g.

La dose maximale journalière étant fixée à 2 g, oui, la prescription dépasse la dose autorisée.

b. En sachant que l'administration de gentamicine se fera avec un perfuseur de précision (1 ml = 60 gouttes) et que la perfusion est de 50 ml et doit être administrée en 30 min, le débit sera de : $\frac{50 \times 60}{30} = 100$ gouttes/min.

c. Pour connaître la quantité de gentamicine (en mg) administrée en 15 min, il faut au préalable calculer la dose totale à administrer.

La prescription est de 4 mg/kg/jour. Léa, pesant 6,2 kg, la quantité sera de $4 \times 6{,}2 = 24{,}8$ mg.

La perfusion devant être administrée sur 30 min, en 15 min (soit la moitié du temps), la quantité passée sera de $\frac{24{,}8}{2} = 12{,}4$ mg.

d. Les principaux risques liés à l'administration d'antibiotiques sont :

- allergie au médicament : rash cutané, anaphylaxie ;
- troubles digestifs : diarrhée, vomissements ;
- troubles hépatiques ;
- troubles métaboliques ;
- troubles hématologiques.

CHAPITRE

3

Responsabilité infirmière dans le circuit du médicament, dans la prescription et l'administration

UE 2.11 – PHARMACOLOGIE ET THÉRAPEUTIQUES

Semestre 5

OBJECTIFS DE L'UNITÉ D'ENSEIGNEMENT

- Identifier les éléments de la prescription médicale et infirmière et en évaluer les risques.
- Décrire les différentes thérapeutiques non médicamenteuses et leurs modes d'action.
- Expliquer les règles et les modalités d'administration des médicaments et repérer les risques majeurs.
- Argumenter les résultats de calculs de dosages médicamenteux.

ÉLÉMENTS DE CONTENU

- Responsabilité infirmière en pharmacothérapie.
- La prescription médicale.
- La prescription infirmière.
- La réglementation concernant les médicaments, les listes, les stupéfiants, etc.
- Le circuit du médicament, préparation, dispensation, conditionnement, rangement, conservation collaboration avec l'aide-soignante, l'auxiliaire de puériculture et l'auxiliaire médico-psychologique, etc.
- Autres moyens thérapeutiques (principes, modalités de traitement, risques, etc.) : chirurgie, psychothérapie, relation d'aide, radiothérapie, rééducation fonctionnelle, dispositifs médicaux, etc.
- La mise sur le marché des médicaments et des dispositifs médicaux, essais thérapeutiques, génétiques.

Modalités d'évaluation (arrêté du 31/07/2009)

Recommandations pédagogiques

Cette UE vise à cibler les connaissances et la réflexion sur la responsabilité infirmière dans le circuit du médicament et dans la prescription et l'administration de produits thérapeutiques.

À ce stade, les étudiants doivent mettre en lien tout ce qu'ils ont déjà appris sur le sujet, et ce qu'ils vivent en stage. Ils peuvent travailler sur des situations rencontrées.

Modalités d'évaluation : évaluation écrite des connaissances

Critères d'évaluation

- Exactitude des connaissances et des résultats.
- Compréhension des mécanismes.
- Pertinence de l'analyse dans les calculs de dose.
- Rigueur du raisonnement critique.

TESTEZ VOS CONNAISSANCES

Consignes : une ou plusieurs bonnes réponses sont attendues pour l'ensemble des questions.

160. Lorsque la préparation d'un médicament est réalisée par une pharmacie au regard d'une prescription médicale, on dit que la préparation est :

- ☐ **a.** individualisée
- ☐ **b.** officinale
- ☐ **c.** hospitalière
- ☐ **d.** magistrale
- ☐ **e.** nominative

161. Parmi les règles encadrant la prescription de stupéfiants, vous retenez qu'il est :

- ☐ **a.** obligatoire d'écrire la posologie en toutes lettres
- ☐ **b.** indispensable de limiter à 28 jours la prescription
- ☐ **c.** possible de prévoir le renouvellement de la dispensation
- ☐ **d.** obligatoire d'utiliser une ordonnance bizone
- ☐ **e.** nécessaire d'inscrire dans un carré labélisé le nombre de médicaments prescrits

162. La dispensation de médicaments comprend plusieurs étapes, lesquelles :

- ☐ **a.** l'administration des médicaments
- ☐ **b.** l'analyse pharmaceutique
- ☐ **c.** la préparation du médicament
- ☐ **d.** les conseils au bon usage du médicament
- ☐ **e.** la surveillance des effets indésirables

163. Lorsqu'un prescripteur ne souhaite pas que le médicament prescrit soit remplacé par un médicament générique, il doit inscrire la mention :

- ☐ **a.** non remboursable
- ☐ **b.** non substituable
- ☐ **c.** non modifiable
- ☐ **d.** non changeable
- ☐ **e.** non remplaçable

164. Indiquez les bonnes réponses. Parmi la liste des actes suivants, quels sont ceux qui relèvent d'un acte sur prescription médicale ?

- ☐ **a.** renouvellement du matériel de pansements médicamenteux
- ☐ **b.** soins de bouche avec application de produits non médicamenteux
- ☐ **c.** administration en aérosols de produits non médicamenteux
- ☐ **d.** bains d'oreilles et instillations médicamenteuses
- ☐ **e.** aide à la prise des médicaments présentés sous forme non injectable

165. La commission de la transparence des médicaments (ASMR) dépend :

- ☐ **a.** du ministère des Solidarités et de la Santé
- ☐ **b.** de l'ANSM
- ☐ **c.** du Haut Comité de santé publique
- ☐ **d.** de la HAS
- ☐ **e.** de Santé publique France

ENTRAÎNEZ-VOUS AVEC DES QROC

166. Définissez ce qu'est un dispositif médical.

....

....

....

....

....

....

....

....

167. Que prévoit la réglementation concernant les essais thérapeutiques visant à évaluer de nouveaux médicaments ?

....

....

....

....

....

....

....

....

BILAN DU TEST

Le barème :

- toutes les réponses à une question sont conformes : 1 point ;
- 1 réponse est non conforme : 0,5 point ;
- 2 réponses sont non conformes : 0,3 point ;
- 3 réponses ou plus sont non conformes : 0 point.

Questions	Réponses	Points obtenus
160	d	
161	a, b, e	
162	b, c, d	
163	b	
164	a, d.	
165	d	
166	Selon la directive 93/42/CEE relative aux dispositifs médicaux, « un dispositif médical est un instrument, appareil, équipement ou encore un logiciel destiné, par son fabricant, à être utilisé chez l'homme à des fins : de diagnostic, de prévention, de contrôle, de traitement ou d'atténuation d'une maladie ; de diagnostic, de contrôle, de traitement, d'atténuation ou de compensation d'une blessure ou d'un handicap ; d'une étude ou de remplacement ou modification de l'anatomie ou d'un processus physiologique ; de maîtrise de la conception ; et dont l'action principale voulue dans ou sur le corps humain n'est pas obtenue par des moyens pharmacologiques ou immunologiques ni par métabolisme, mais dont la fonction peut être assistée par de tels moyens ».	
167	Les recherches visant à évaluer l'efficacité, la tolérance de nouveaux médicaments relèvent de la législation relative aux recherches biomédicales. Aussi, aucun essai ne peut être réalisé sans le consentement libre et éclairé du patient. Celui-ci doit être informé des risques prévisibles, des bénéfices attendus et des contraintes qui lui seront imposées. Dans tous les cas, la balance bénéfice/risque doit être en faveur du patient et les investigateurs, c'est-à-dire ceux qui réalisent la recherche, doivent avoir, au préalable, obtenu l'autorisation du Comité de protection des personnes. Ces éléments sont rappelés dans la charte du patient hospitalisé.	
Total		

Vous avez moins de 3/8 : l'essentiel n'est pas maîtrisé. Révisez vos cours avant de commencer l'entraînement.
Vous avez entre 3 et 5/8 : il faut poursuivre vos efforts. Vous avez déjà acquis certaines notions, mais celles-ci doivent être renforcées. Révisez les thèmes sur lesquels vous avez perdu des points avant de commencer l'entraînement.
Vous avez plus de 6/8 : bravo ! Continuez à vous entraîner pour être au top le jour J !

ENTRAÎNEZ-VOUS AVEC DES QCM

Consignes : une ou plusieurs bonnes réponses sont attendues pour l'ensemble des questions.

168. Parmi la liste des produits suivants, quels sont ceux concernés par la pharmacovigilance ?

- ☐ **a.** Les produits sanguins labiles
- ☐ **b.** Les médicaments dérivés du sang
- ☐ **c.** Les fluides médicaux
- ☐ **d.** Les médicaments sans ordonnance
- ☐ **e.** Le lait maternel

169. Quelle est la durée de validité d'une ordonnance ?

- ☐ **a.** 7 jours
- ☐ **b.** 1 mois
- ☐ **c.** 3 mois
- ☐ **d.** 6 mois
- ☐ **e.** 12 mois

170. À partir de la liste ci-dessous, quels sont les professionnels autorisés à prescrire des médicaments (hors renouvellement) ?

- ☐ **a.** les sages-femmes
- ☐ **b.** les infirmiers spécialisés
- ☐ **c.** les externes en médecine
- ☐ **d.** les internes en médecine
- ☐ **e.** les pharmaciens

171. Au sein d'un établissement public de santé, lors d'une erreur médicamenteuse entraînant le décès du patient, quelles responsabilités peuvent être mises en cause ?

- ☐ **a.** la responsabilité financière
- ☐ **b.** la responsabilité administrative
- ☐ **c.** la responsabilité morale
- ☐ **d.** la responsabilité disciplinaire
- ☐ **e.** la responsabilité pénale

172. Lors de la survenue d'un événement indésirable lié à la prise d'un médicament, le professionnel de santé doit faire sa déclaration :

- ☐ **a.** dans les 24 heures
- ☐ **b.** dans les 48 heures
- ☐ **c.** immédiatement

- [ ] **d.** au renouvellement de la prescription
- [ ] **e.** s'il le souhaite

173. Dans un service de soin, les procédures de commandes, de réception ainsi que les conditions de stockage des médicaments sont définies par :

- [ ] **a.** le chef de service
- [ ] **b.** le directeur des soins
- [ ] **c.** le directeur d'hôpital
- [ ] **d.** le cadre de santé
- [ ] **e.** le cadre de pôle

174. Dans un EHPAD, une aide-soignante est habilitée à :

- [ ] **a.** commander les médicaments
- [ ] **b.** ranger la pharmacie
- [ ] **c.** préparer les piluliers
- [ ] **d.** prescrire des médicaments
- [ ] **e.** aider à la prise des médicaments

175. Dans l'ensemble du circuit du médicament, le pharmacien est responsable de :

- [ ] **a.** la prescription et de la fabrication galénique
- [ ] **b.** la fabrication galénique et de la dispensation
- [ ] **c.** la dispensation et de l'administration
- [ ] **d.** la prescription et l'administration
- [ ] **e.** l'ensemble des étapes de la fabrication à l'administration

176. L'hypnose est une technique de plus en plus associée aux soins. Elle permet en particulier une amélioration de la prise en charge :

- [ ] **a.** de la dépression
- [ ] **b.** des troubles de l'humeur
- [ ] **c.** de la douleur
- [ ] **d.** des situations de stress
- [ ] **e.** des psychoses

177. Dans la prise en charge de la douleur, le mélange équimolaire d'oxygène et de protoxyde d'azote (MEOPA) est un adjuvant utile car il permet :

- [ ] **a.** une baisse du seuil de perception de la douleur
- [ ] **b.** une analgésie de courte durée
- [ ] **c.** une somnolence
- [ ] **d.** une sédation consciente
- [ ] **e.** une augmentation du seuil de perception de la douleur

178. L'AMM peut être délivrée après une procédure :

- [ ] **a.** régionale
- [ ] **b.** nationale
- [ ] **c.** centralisée
- [ ] **d.** décentralisée
- [ ] **e.** autonome

179. Pour qu'un essai clinique puisse être mis en place, il est obligatoire d'avoir :

- ☐ **a.** un avis favorable de la Commission médicale d'établissement (CME)
- ☐ **b.** un avis favorable du Comité de protection des personnes (CCP)
- ☐ **c.** une autorisation de l'ANSM
- ☐ **d.** une autorisation de la HAS
- ☐ **e.** une autorisation du ministère de la Santé

180. La commercialisation d'un médicament générique ne peut intervenir que si :

- ☐ **a.** la composition du produit est identique
- ☐ **b.** l'aspect global du médicament est identique
- ☐ **c.** l'excipient est différent
- ☐ **d.** les droits à la propriété intellectuelle de la spécialité sont expirés
- ☐ **e.** les droits à la propriété intellectuelle de la spécialité sont renouvelés

RÉPONSES AUX QCM

168 : b., c., d.

La pharmacovigilance s'intéresse à l'ensemble des médicaments, soumis ou non à prescription ainsi qu'aux produits à usage humain. Ils doivent avoir bénéficié, au préalable, d'une AMM. Les produits sanguins labiles relèvent de l'hémovigilance tandis que le lait maternel relève de la biovigilance.

169 : e.

Il est important de différencier la durée de validité de l'ordonnance du renouvellement de celle-ci. En effet, il s'agit uniquement de la première utilisation. Ensuite, il faut regarder le type de médicament prescrit car le nombre de renouvellement varie selon les produits. Par exemple, s'il s'agit d'une boîte de médicaments portant un cadre rouge, le renouvellement n'est pas possible sans un nouvel avis médical. Enfin, la durée de renouvellement – lorsque celle-ci est possible – peut être limitée (exemple : AR six mois signifie « prescription à renouveler six mois »).

170 : a., d.

Les titulaires d'un doctorat en médecine (médecins généralistes et/ou spécialisés) peuvent prescrire des médicaments. Les internes – qui agissent sous la responsabilité et délégation du chef de service – peuvent également être prescripteurs (introduction R 6153-3 du CSP). Les sages-femmes ont un droit de prescription limité à partir d'une liste arrêtée par le ministre chargé de la Santé. À l'inverse, les infirmiers – spécialisés ou non – ainsi que les externes ne peuvent être à l'origine d'une prescription médicamenteuse. Dans certains cas, les infirmiers sont autorisés à réaliser un renouvellement de prescription (notamment les contraceptifs oraux).

171 : b., d., e.

Face à tout incident, trois types de responsabilité peuvent être mises en cause. Elles sont distinctes les unes des autres. Lorsqu'il y a un décès, une atteinte à l'intégrité ou une mise en danger de la vie d'autrui, c'est la responsabilité pénale qui peut être mise en cause. Elle est individuelle et ne peut faire l'objet d'une assurance. Si le patient est victime d'un préjudice, il peut – lui-même et/ou ses ayants droits – bénéficier de dommages et intérêts visant à compenser ce préjudice : il s'agit de la responsabilité administrative. Si l'incident a lieu dans le cadre de ses fonctions, elle est prise en charge par l'assurance de l'établissement. Enfin, lorsque l'incident résulte d'un manquement à ses obligations professionnelles, l'employeur peut intenter – à l'encontre du salarié – une action disciplinaire.

172 : c.

Un effet indésirable est une réaction nocive et non voulue à un médicament. La déclaration de la survenue d'un effet indésirable auprès du correspondant de pharmacovigilance de son établissement ou directement auprès du centre régional de pharmacovigilance est obligatoire et doit être réalisée sans délai. Elle doit indiquer les coordonnées du déclarant, du patient victime de l'effet indésirable, le nom du produit suspecté (avec le numéro de lot) ainsi que la nature de ou des effets indésirables.

173 : d., e.

« Le cadre de santé de l'unité fonctionnelle ou son équivalent ou un infirmier diplômé d'État désigné par écrit par le responsable de l'unité, en accord avec le pharmacien, définit des procédures pour les commandes, la réception et les conditions de stockage des médicaments, permettant de sécuriser l'accès aux médicaments détenus » (arrêté du 6 avril 2011 relatif au management de la qualité de la prise en charge médicamenteuse et aux médicaments dans les établissements de santé).

174 : e.

Article L313-26 du CSP : « *...lorsque les personnes ne disposent pas d'une autonomie suffisante pour prendre seules le traitement prescrit par un médecin à l'exclusion de tout autre, l'aide à la prise de ce traitement constitue une modalité d'accompagnement de la personne dans les actes de sa vie courante. L'aide à la prise des médicaments peut, à ce titre, être assurée par toute personne chargée de l'aide aux actes de la vie courante dès lors que, compte tenu de la nature du médicament, le mode de prise ne présente ni difficulté d'administration ni d'apprentissage particulier* ».

175 : b.

Le pharmacien doit assurer dans son intégralité l'acte de dispensation du médicament, associant à sa délivrance : l'analyse pharmaceutique de l'ordonnance médicale si elle existe ; la préparation éventuelle des doses à administrer, et la mise à disposition des informations et les conseils nécessaires au bon usage du médicament (introduction R4235-48 du CSP). Le médecin est responsable de la prescription et de l'administration, étape à laquelle l'infirmière peut être associée.

176 : c., d.

L'hypnose est devenue, pour certains professionnels infirmiers, un outil et un complément indispensable dans l'arsenal des soins en fonction des contextes de la prise en charge. Elle est développée dans les établissements hospitaliers, en lien avec les enseignements de Milton Erickson qui a prôné l'utilisation de suggestions positives et permissives : « vous pouvez fermer les yeux, imaginez-vous dans un environnement baigné de lumière et où vous vous sentez bien, etc. ».

Source : Etienne R. Hypnose en soins infirmiers. Dunod. 2016.

De nombreuses publications ont montré l'intérêt et l'efficacité de l'hypnose dans la lutte contre la douleur, le stress et pour ses vertus relaxantes.

177 : a., b., d.

L'usage du MEOPA (mélange équimolaire O_2/N_2O en bouteille) est recommandé pour la réalisation de gestes courts (exemple : sutures) potentiellement douloureux. C'est un adjuvant aux traitements antalgiques et à l'anesthésie locale éventuellement utilisée car il abaisse le seuil de la perception de la douleur, assure une analgésie de surface et une légère sédation. Pour assurer une sécurité de l'emploi et une bonne efficacité du MEOPA, il ne peut être utilisé que sur prescription médicale et par du personnel formé.

Source : Vidal.

178 : b., c., d.

L'AMM est imposée par la directive 2001/83/CE de l'Union européenne et par l'introduction L. 5121-8 du CSP pour toute spécialité pharmaceutique destinée à être mise sur le marché du médicament. Le demandeur dépose un dossier avec des études prouvant l'efficacité du produit, des éléments de sécurité et d'efficacité ainsi qu'un rapport bénéfices/risques. Cette procédure est centralisée au niveau européen mais peut aussi se faire dans chaque pays. Dans ce dernier cas, en France, c'est l'ANSM qui donnera un avis – favorable ou défavorable – d'une durée de cinq ans. En cas de problème en cours de commercialisation (pharmacovigilance), l'AMM peut être retirée à tout moment.

179 : b., c.

Pour réaliser un essai clinique, il est indispensable d'obtenir l'avis favorable du CPP, qui donnera son avis dans le respect des règles déontologiques et éthique de la recherche médicale. Mais ce sera l'ANSM qui dépend du ministère de la Santé qui donne l'autorisation finale pour débuter l'essai clinique. La CME est informé mais non décisionnaire.

180 : d

Un médicament générique est une copie d'un médicament original qui peut être développé quand les droits d'originalité du médicament initial sont expirés.

Le développement et la commercialisation d'un médicament générique est soumis à réglementation (introduction L. 5121-1 du CSP). Un générique doit avoir « la même composition qualitative et quantitative en produits actifs, la même forme pharmaceutique et la bioéquivalence avec la spécialité de référence doit être démontrée par des études de biodisponibilité appropriées ». L'excipient et l'aspect peuvent donc être différents, mais les effets et la biodisponibilité doivent être identiques.

ENTRAÎNEZ-VOUS AVEC DES QROC

181. Quelles sont les mentions minimales qui doivent être inscrites sur les boîtes de médicaments portant une étiquette blanche avec un large filet vert ?

....

....

....

....

....

....

....

....

182. Quelles différences faites-vous entre distribution nominative et distribution globale ?

....

....

....

....

....

....

....

....

183. Définissez ce qu'est la pharmacovigilance. Indiquez les différentes étapes de cette vigilance.

....

....

....

....

....

....

....

....

184. Expliquez dans quelles conditions un(e) infirmier(ère) est habilité(e) à prescrire des dispositifs médicaux ?

....

....

....

....

....

....

....

....

185. Citez les neuf étapes à analyser à l'occasion d'une étude des risques encourus par les patients liés à la prise en charge médicamenteuse.

....

....

....

....

....

....

....

....

186. Quelles sont les différentes étapes du circuit du médicament, de la prescription à l'administration ? Indiquez pour chacune d'entre-elles le ou les personnes impliquées.

....

....

....

....

....

....

....

....

187. Il existe des moyens non pharmacologiques de prise en charge de la douleur, en particulier par des méthodes psychocorporelles.

Citez et expliquez en quelques mots en quoi consistent ces méthodes.

188. Après la délivrance de l'AMM, les spécialités médicamenteuses peuvent être soumises à une prescription restreinte.

Expliquez les différents types de prescription restreinte.

189. Citez et expliquez les différentes phases d'un essai clinique.

RÉPONSES AUX QROC

181

Les mentions minimales, imposées par la réglementation, sont : « la dénomination de la spécialité et, le cas échéant, la DCI ou des principes actifs ; le dosage exprimé en quantité et/ou en concentration ; la forme pharmaceutique ; la voie d'administration ; la date de péremption ; le numéro de lot » (arrêté du 6 avril 2011 relatif au management de la qualité de la prise en charge médicamenteuse et aux médicaments dans les établissements de santé).

182

La distribution ou délivrance se définit comme la mise à disposition, aux unités de soins par la pharmacie, de médicaments. La distribution nominative correspond à une distribution individualisée (au regard de la prescription médicale pour chaque patient) tandis que la distribution globale représente un volume de médicaments distribué au service qui doit répondre aux besoins des patients lorsque les infirmières sont amenées à préparer les piluliers. Ainsi, dans la distribution nominative, il y a un contrôle de la prescription (posologie, interactions médicamenteuses, etc.) par le pharmacien tandis que, dans la distribution globale, c'est l'infirmière qui réalise ces vérifications.

183

La pharmacovigilance a pour objet la surveillance du risque d'effet indésirable résultant de l'utilisation des médicaments et produits à usage humain (préparation magistrale, hospitalière ou officinale). Il s'agit d'une réaction nocive et non voulue. Elle peut être connue ou non et se produire lors de l'administration à des posologies normalement utilisées ou à l'occasion d'un mésusage (utilisation non conforme aux recommandations du RCP). Elle comprend :

- le signalement obligatoire par l'ensemble des professionnels de santé ;
- l'enregistrement, l'évaluation et l'exploitation des données (étude, enquête) par l'ANSM ;
- la mise en place d'actions correctrices.

184

Depuis 2012, les infirmiers ont un droit de prescription limité à certains dispositifs médicaux dont la liste est fixée par arrêté sous réserve de trois conditions :

- l'infirmier agit pendant la durée d'une prescription médicale d'une série d'actes infirmiers ;
- l'infirmier agit dans le cadre de ses compétences ;
- il n'existe pas d'indication contraire du médecin.

Il peut également prescrire des dispositifs médicaux inscrits à la liste des produits et prestations remboursables (LPPR), en dehors de la prescription médicale initiale, mais après en avoir informé le médecin traitant désigné par le patient (cela concerne entre autres les matelas, coussins d'aide à la prévention des escarres, certains pansements, etc.).

185

L'arrêté du 6 avril 2011 relatif au management de la qualité de la prise en charge médicamenteuse et aux médicaments dans les établissements de santé décrit les étapes à analyser. Il s'agit de :

- « la prescription (y compris la gestion du traitement personnel du patient à l'admission et la prescription de sortie) ;
- la dispensation ;
- la préparation ;
- l'approvisionnement ;
- la détention et le stockage ;
- le transport ;
- l'information du patient ;
- l'administration ;
- la surveillance du patient ».

186

Le circuit du médicament est l'ensemble du processus allant de la prescription à l'administration des médicaments. Il comprend quatre étapes distinctes :

- la prescription nominative : c'est un acte médical pouvant être réalisé par un médecin ou un autre professionnel habilité (dentiste, sage-femme, vétérinaire, infirmier) ;
- la dispensation réalisée par le pharmacien ou sous sa responsabilité (préparateur en pharmacie) ;
- l'administration réalisée par un infirmier, un médecin ou le patient lui-même ;
- le suivi et la réévaluation (surveillance) de l'efficacité, de l'observance par l'ensemble des acteurs du processus (prescripteurs, pharmaciens, professionnels réalisant l'administration ou le patient).

187

Les méthodes psychocorporelles font partie des méthodes non pharmacologiques pour la prise en charge de la douleur. Elles ont été développées à partir du plan de lutte contre la douleur 2016-2010 et ont montré leur intérêt. Ce ne sont ni des « médecines douces ni des médecines parallèles » mais des approches *psychothérapeutiques* utilisant le corps et la participation active du patient. Les méthodes connues sont :

- la relaxation ;
- les massages de bien-être et de confort ;
- l'hypnose, la sophrologie.

D'autres méthodes peuvent être utilisée à d'autres fin que la lutte contre la douleur : le yoga, qi gong, le tai-chi, les activités artistiques (théâtre, musique, danse, etc.), les jeux de rôle, etc.

Source : Plan Cancer et site Internet du Centre national de ressources contre la douleur (CNRD).

188

Il existe cinq catégories de médicaments à prescription restreinte :

- les médicaments à usage hospitalier uniquement ;
- les médicaments à prescription hospitalière, comme certains antibiotiques ;

- les médicaments à prescription initiale hospitalière, le renouvellement pouvant être effectué par n'importe quel médecin;
- les médicaments prescrits par certains médecins spécialistes et renouvelé par ces spécialistes;
- les médicaments à surveillance particulière, en raison d'effets indésirables spécifiques et nécessitant une surveillance spéciale.

189

Un essai clinique comporte quatre phases :

Phase 1	Réalisée sur un petit nombre de volontaires Objectifs : vérifier la (non)-toxicité et analyser les phases de pharmacocinétique
Phase 2	Réalisée sur environ une centaine de malades Objectifs : déterminer la dose idéale d'effet et identifier les effets indésirables
Phase 3	Réalisée sur un grand nombre de malades Objectifs : évaluer le rapport efficacité/toxicité en comparaison avec d'autres médicaments et/ou placebo
Phase 4	Réalisée en permanence après l'AMM Objectif : pharmacovigilance

ENTRAÎNEZ-VOUS AVEC DES CALCULS DE DOSE

190. Infirmier(ère) aux urgences, vous prenez en charge Mme Buste retrouvée chez elle inconsciente avec le médecin. Vous réalisez l'inventaire de son sac à main et vous y retrouvez une boîte de 30 comprimés quadri-sécables de bromazépam (Lexomil®) dans laquelle il ne reste que 6,5 comprimés.

En sachant qu'un comprimé quadri-sécable contient 6 mg de bromazépam, calculez combien Mme Buste a potentiellement consommé de médicaments (en mg) ?

....

....

....

....

....

....

....

....

191. Infirmier(ère) en chirurgie viscérale, le médecin vous demande d'administrer à M. Toulet, patient de 60 kg, en intramusculaire 37 mg/kg/jour d'antimoniate de méglumine dans le cadre du traitement d'une leishmaniose (maladie parasitaire).

En sachant que vous disposez de flacons de 1,5 g/5 ml d'antimoniate de méglumine, combien allez-vous injecter de médicament par jour (en ml) ?

....

....

....

....

....

....

....

....

192. Infirmier(ère) en cardiologie, vous prenez en charge M. Rêve pour une embolie pulmonaire. Le cardiologue vous demande de mettre en place un PSE d'héparine de 150 mg sur 24 heures. Le protocole de service prévoit une dilution standard de 24 000 UI dans 48 ml.

Quelle sera la vitesse de votre PSE (en ml/h) ?

....

....

....

....

....

....

....

....

193. Infirmier(ère) en pédiatrie, le médecin vous demande de prévoir – dans le cadre du traitement de la grippe – la quantité suffisante de flacons d'oséltamivir pour le traitement de 24 nourrissons. Le traitement recommandé est de 9 mg d'oséltamivir deux fois par jour pendant cinq jours.

En sachant que les flacons sont d'un volume de 65 ml et que chaque ml reconstitué équivaut à 6 mg d'oséltamivir, combien vous faut-il de flacons pour assurer le traitement des 24 nourrissons ?

....

....

....

....

....

....

....

....

194. Infirmier(ère) au bloc opératoire, le cadre de santé du service vous demande de commander des surchaussures et des charlottes pour la semaine. Il vous précise qu'il faut compter 75 agents par jour (marge de sécurité incluse), que le bloc est fermé le week-end, et les cartons sont composés respectivement de 200 surchaussures et 50 charlottes.

En tenant compte de ces paramètres, combien vous faut-il commander de cartons ?

....

....

....

....

....

....

....

....

195. Infirmier(ère) aux urgences, vous recevez – via des ambulanciers privés – une patiente en provenance d'un autre établissement. Les ambulanciers vous précisent que Mme Verte est sous oxygène et qu'elle a consommé 900 l sur les cinq heures de trajet.

À quel débit a été l'oxygène durant le transport (en litres/min) ?

....

....

....

....

....

....

....

....

RÉPONSES AUX CALCULS DE DOSE

190

La boîte contient 30 cp et chacun d'entre eux équivaut à 6 mg. Aussi, la boîte contient au total : 30 × 6 = 180 mg de bromazépam.

Il reste dans la boîte 6,5 comprimés soit 6,5 × 6 = 39 mg de bromazépam.

Mme Buste a donc potentiellement consommé : 180 – 39 = 141 mg.

191

Combien de grammes faut-il injecter à M. Toulet ?

La prescription est de 37 mg/kg/j. M. Toulet, pesant 60 kg, la dose à injecter par jour est de : 37 × 60 = 2220 mg soit 2,22 g.

Disposant de flacons de 1,5 g dans 5 ml, le nombre de ml d'antimoniate de méglumine à injecter est de :

$$1{,}5\ g = 5\ ml \rightarrow x = \frac{2{,}22 \times 5}{1{,}5} = 7{,}4\ ml.$$

2,22 g = x ml.

192

Je dois administrer 150 mg à M. Rêve sur 24 heures. En sachant que 50 mg correspond à 5000 UI, je peux calculer le nombre d'UI à injecter par jour :

$$50\ mg = 5000\ UI \qquad x = \frac{150 \times 5000}{50} = 15\ 000\ UI.$$

150 mg = x UI.

Combien dois-je injecter d'UI par heure ?

$$\frac{15000}{24} = 625\ UI/H.$$

En sachant que j'ai une dilution de 24 000 UI dans 48 ml, combien ai-je d'UI par ml ?

$$\frac{24000}{48} = 500\ UI/ml.$$

En sachant que je dois administrer 625 UI par heure, à quelle vitesse dois-je mettre le pousse seringue électrique ?

$$500\ UI = 1\ ml \rightarrow x = \frac{625 \times 1}{500} = 1{,}25\ ml/h.$$

625 UI = x ml.

193

Combien me faut-il de mg d'oséltamivir pour réaliser le traitement des 24 nourrissons dont les recommandations indiquent 9 mg deux fois par jour, soit 24 × 9 × 2 = 432 mg.

Combien de mg peut-on reconstituer avec les flacons ?

En sachant que chaque flacon contient 65 ml et que chaque ml équivaut à 6 mg, le nombre de mg est de 65 × 6 = 390 mg.

Le nombre de flacons nécessaire pour assurer le traitement des 24 nourrissons est, pour une journée, de :

- 390 mg = un flacon $\rightarrow x = \frac{432 \times 1}{390} = 1{,}10$ soit deux flacons par excés
- 432 mg = x flacon.

En effet, tout flacon entamé ne pourra pas être conservé entre 2 injections (soit près de 12 h). Il faut donc considérer que chaque préparation utilisera 2 flacons.

La durée du traitement étant de 5 jours, le nombre de flacons nécessaire pour l'ensemble des traitements des 24 nourrissons est de :
2 x 5 = **10 flacons**

194

La semaine compte cinq jours (lundi à vendredi). En sachant qu'il faut prévoir l'équipement pour 75 agents par jour, il faut :

- une charlotte par personne : $5 \times 75 \times 1 = 375$ charlottes pour la semaine ;
- deux surchaussures par personne : $5 \times 75 \times 2 = 750$ surchaussures pour la semaine.

Le nombre nécessaire de cartons est de :

- en sachant qu'il y a 50 charlottes par carton : $\frac{375}{50} = 7{,}5$, soit huit cartons par excès;
- en sachant qu'il y a 200 surchaussures par carton : $\frac{750}{200} = 3{,}75$, soit quatre cartons par excès.

195

En sachant que cinq heures est égal à 300 minutes (5×60) et que Mme Verte a consommé, en tout, 900 l sur le trajet, le débit est de $\frac{900}{300} = 3$ l/min .

ENTRAÎNEZ-VOUS AVEC DES CAS CLINIQUES

196. Infirmière au Lycée Jules Verne, Manon, élève mineure, se rend à l'infirmerie dans laquelle vous travaillez. Elle vous demande de renouveler la prescription de son contraceptif oral.

a. Quels éléments devez-vous vérifier pour répondre favorablement à sa demande ?

b. Devez-vous demander le consentement parental ?

c. Expliquez comment vous procédez au renouvellement.

....

....

....

....

....

....

....

....

197. Lecture d'une ordonnance (Figure 1.1).

a. Quels sont les éléments manquants de l'ordonnance ci-après ? Quelle en est la conséquence. Justifiez votre réponse.

b. Quelle doit être votre attitude lorsque vous ne comprenez pas une prescription ou qu'il vous manque des éléments ? Précisez votre attitude lorsque vous êtes dans une situation d'urgence.

....

....

....

....

....

....

....

....

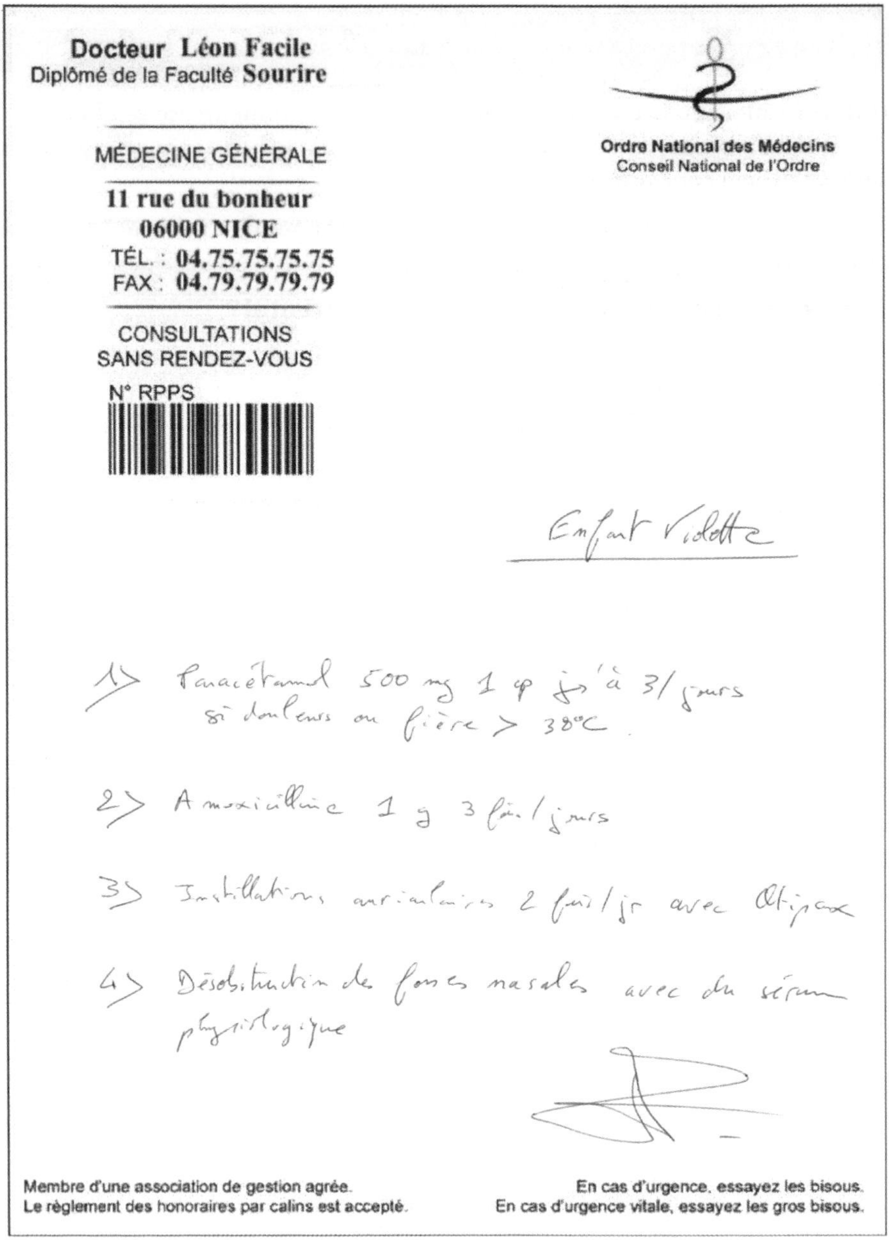

Docteur Léon Facile
Diplômé de la Faculté **Sourire**

MÉDECINE GÉNÉRALE

11 rue du bonheur
06000 NICE
TÉL. : **04.75.75.75.75**
FAX : **04.79.79.79.79**

CONSULTATIONS
SANS RENDEZ-VOUS
N° RPPS

Ordre National des Médecins
Conseil National de l'Ordre

Enfant Violette

1) Paracétamol 500 mg 1 cp jq à 3/jours
si douleurs ou fièvre > 38°C

2) Amoxicilline 1 g 3 fois/jours

3) Instillations auriculaires 2 fois/jr avec Otipax

4) Désobstruction des fosses nasales avec du sérum physiologique

Membre d'une association de gestion agrée.
Le règlement des honoraires par calins est accepté.

En cas d'urgence, essayez les bisous.
En cas d'urgence vitale, essayez les gros bisous.

Figure 1.1 Ordonnance pour Violette (exercice 197)

198. Infirmier(ère) en chirurgie orthopédique, vous prenez en charge M. Tube en postopératoire immédiat d'une prothèse totale du genou. Lors de son accueil, vous constatez qu'il est porteur d'une pompe analgésique autocontrôlée (PCA) avec les paramètres suivants : bolus : 1 mg, période réfractaire : 7 minutes, dose maximale sur quatre heures = 30 mg. Deux heures après son retour de bloc, vous retrouvez M. Tube somnolent et bradypnéique.

a. Indiquez vos actions dans l'attente de l'arrivée du médecin.

b. Le médecin, arrivé sur place, vous demande de lui donner l'antidote de la morphine. Quel médicament choisissez-vous ? Comment se présente-t-il ?

c. Il vous demande de préparer une perfusion contenant cinq ampoules de l'antidote dans 500 ml de soluté injectable sur huit heures. Quel est le débit en gouttes/minute ?

....

....

....

....

....

....

....

....

199. Infirmier(ère) en médecine, vous accueillez Mme Vars, âgée de 80 ans, qui a absorbé par erreur cinq comprimés de fluindione 20 mg (Previscan®) en 24 heures.

a. Quel est l'examen biologique de référence permettant d'assurer la surveillance de ce traitement ? Indiquez les valeurs normales chez le sujet sain.

b. Le médecin vous demande d'administrer 10 mg de phytoménadione (vitamine K_1, antidote de la fluindione) dans 50 ml de NaCl 0,9 % en intraveineuse lente sur une heure. Quel sera le débit de votre perfusion en gouttes/min ?

....

....

....

....

....

....

....

....

200. Infirmier(ère) aux urgences, vous assistez le médecin qui doit réaliser la suture d'une large plaie que Mme Pinot s'est faite en ouvrant les huitres ce soir de réveillon. Avant de réaliser ce geste, le médecin prescrit l'administration de MEOPA à 6 l/min.

a. Expliquez comment vous procédez à cette administration.

b. Citez les précautions liées à l'administration de ce produit.

....

....

....

....

....

....

....

....

201. Infirmier(ère) en cancérologie, vous êtes amené(e) à participer à des essais cliniques. Le médecin vous demande de notifier la surveillance clinique prévue dans un dossier spécifique, en vue de l'évaluation d'un médicament expérimental.

Ce matin, vous êtes accompagnée de Julie, étudiante IDE en 3e année de formation qui vous demande de lui expliquer ce qu'est un protocole d'essai clinique.
Décrivez les éléments de votre réponse.

....

....

....

....

....

....

....

....

RÉPONSES AUX CAS CLINIQUES

196

«*L'infirmière ou l'infirmier est autorisé à renouveler les prescriptions, datant de moins d'un an, de médicaments contraceptifs oraux dont la liste est fixée par arrêté du ministre chargé de la Santé, après avis de l'Agence française de sécurité sanitaire des produits de santé, pour une durée maximale de six mois, non renouvelable*» (introduction L4311-1 du CSP).

Non, ce consentement n'est requis ni pour la prescription, ni pour la délivrance, ni pour l'administration de contraceptifs (introduction L5134-1 du CSP).

Pour procéder à ce nouvellement, il est nécessaire d'avoir la prescription originale sur laquelle l'infirmière a inscrit son nom, son prénom, son numéro ADELI (ou Répertoire partagé des professionnels intervenant dans le système de santé [RPPS]), la mention, «Renouvellement infirmier», la durée – en mois – du renouvellement de un jusqu'à six mois maximum, la date du renouvellement et apposer sa signature.

197

Au regard de la prescription présentée, il manque : le numéro RPPS du médecin, le nom, l'âge et, éventuellement, le poids de l'enfant. De plus, la prescription n'est pas datée. Enfin, la durée de la prescription n'est pas précisée donc on ne sait pas la durée du traitement. Les éléments manquants ne permettent pas d'appliquer la prescription. Aussi, le pharmacien ne pourra pas délivrer les médicaments et la maman devra retourner le médecin pour que les précisions manquantes soient apportées.

En cas de doute sur une prescription, l'infirmière ne peut pas appliquer la prescription. Il doit en informer le rédacteur. S'il s'agit d'un soin urgent, tout médecin peut être consulté et – dans l'attente des précisions – l'infirmière doit réaliser des actes conservatoires (introduction R 4311-14 du CSP).

198

M. Tube est somnolent et bradypnéique. C'est une urgence pouvant mettre en jeu son pronostic vital à court terme. Aussi, il faut rapidement – dans l'ordre – réaliser les actions suivantes :

- arrêter la PCA;
- faire appeler en urgence le médecin;
- faire ramener le chariot d'urgence;
- mettre le patient en position demi assise;
- tout en le stimulant, lui mettre de l'oxygène au masque haute concentration à un débit de 15 l/minute;
- préparer l'antidote de la morphine.

L'antidote de la morphine est la naloxone. Il s'agit d'ampoules de 1 ml dosées à 0,4 mg/ml.

En sachant que nous devons administrer :

- 500 ml soit 10 000 gouttes (500 × 20);
- sur huit heures soit 480 minutes (8 × 60);
- le débit en gouttes / min est : $\frac{10000}{480} = 20{,}8$ soit 21 gouttes / min.

199

La fluindione (Previscan®) est un antivitamine K. L'examen biologique de référence permettant la surveillance de ce traitement est l'INR – mode d'expression du temps de Quick – dont la valeur normale est inférieure ou égale à 1,2. Il faut injecter 50 ml soit 1000 gouttes (50 × 20) sur une heure (soit 60 minutes).

Le débit de la perfusion sera de : $\frac{1000}{60} = 16{,}6$ soit 17 gouttes / min en excès.

200

L'administration de MEOPA va servir à obtenir une analgésie de courte durée, c'est-à-dire ici, le temps de la réalisation de la suture. Pour cela, nous allons utiliser :

- un masque facial ou nasal étanche permettant un débit continu et contrôlé (utilisation d'un débitmètre +++ branché sur la bouteille de MEOPA) ;
- le débit doit être adapté, afin que le réservoir du masque soit toujours suffisamment rempli et permette de voir les oscillations en fonction de la ventilation du patient ;
- l'administration doit débuter par 3 min d'administration avant le geste et ne doit pas dépasser 60 min consécutives ;
- le monitorage clinique est permanent : électrocardiogramme (ECG), tension artérielle, SpO_2, couleur des téguments, niveau de conscience permettant un contact verbal avec Mme Pinot ;
- le chariot d'urgence est à proximité d'une source d'O_2 disponible.

Les précautions sont :

- être formé à la technique ;
- avoir une prescription médicale écrite, nominative, datée et signée ;
- réaliser le geste dans des locaux suffisamment ventilés ;
- expliquer la technique à Mme Pinot, répondre à ses questions ;
- assurer une surveillance clinique permanente ;

Tracer l'administration et l'ensemble des données dans le dossier de Mme Pinot.

201

Un essai clinique suit un protocole précis, établi avant la demande d'autorisation. Ce protocole doit être respecté à la lettre, et le rôle de l'IDE en service de soins est le plus souvent de recueillir les données après avoir administré le produit en test.

Le protocole consiste souvent à comparer des résultats cliniques et biologiques recueillis après que des patients aient reçu un médicament. La comparaison de ces deux groupes de patients s'appelle la randomisation, le test devant se réaliser en double aveugle puisque durant toute la phase de test, aucune personne soignante ni le patient ne savent si le médicament administré est bien un nouveau médicament, le médicament antérieur ou le placebo.

Le patient a dû donner son consentement, il peut le retirer à tout moment.

L'essai clinique consiste donc à chercher la bonne dose, étudier les effets du médicament, vérifier l'absence de toxicité, rechercher la meilleure efficacité et identifier les effets indésirables.

CHAPITRE 4

CHAPITRE

4 Pour en savoir plus

Un certain nombre d'informations et de documents sont disponibles sur :

www.sfar.org.

www.ansm.sante.fr.

www.has.fr.

www.e-cancer.fr.

www.legifrance.fr. (CSP).

Pour approfondir vos connaissances en pharmacologie en lien avec l'anatomie-physiologie et les pathologies, nous vous conseillons les ouvrages suivants :

Abbadi K. Biologie fondamentale. Sup'Foucher, 2012.

Chouchana L. Méga Guide Pharmacologie infirmière. Elsevier Masson, 2016.

Goirand F, Bardou M. Pharmacologie et thérapeutiques. Elsevier Masson. Collection Cahiers de l'infirmière, 2011.

Le Texier A. Pharmacologie et thérapeutiques. UE 2.11. Sup'Foucher infirmier, 2013.

Le Texier A, Abbadi K, Jacquot P. Pharmacologie et thérapeutiques : tout pour réussir en IFSI. Sup'Foucher infirmier, 2015.

Manuelle C. Biologie fondamentale et grandes fonctions vitales. Lamarre, 2009.

Nguyen SH. Manuel d'anatomie et de physiologie. Lamarre, 1995.

Pebret F. Anatomie, physiologie. Pharmacologie générale. Heures de France. 5e édition, 1996.

Peguin M. Calculs de dose. Lamarre, 7e édition, 2015.

Rispail D, Viaux A. Guide du calcul de doses et de débits médicamenteux. Elsevier Masson, 2017.

Semler-Collery C. (sous la coordination). Pharmacologie et thérapeutiques. Vuibert, 2015.

Stora D. Pharmacie et surveillance infirmière. Lamarre, 2011.

Talbert M, Willoquet G, Gervais R. Guide pharmaco. Lamarre, 2011.

Technetzian MF. Testez-vous en pharmacologie. Lamarre, 2016.

Ce sont des ouvrages intéressants, avec des choix éditoriaux différents et qui complètent l'ouvrage que vous venez de lire.
Profitez de toute cette richesse !

Catherine Muller

Elsevier Masson S.A.S.
65, rue Camille-Desmoulins
92442 Issy-les-Moulineaux cedex

Dépôt légal : août 2018

Composition : SPI

Imprimé en Pologne par Dimograf